Objectif minceur

Tous mes remerciements et toute mon amitié
à Fabrice Boutain et à toute l'équipe d'aujourdhui.com
Julie Godard, Solenne Corbi, Astrid Lorcet, Cathy Schmitt, Lucie Picaud

Avec la collaboration de Sioux Berger
Conception graphique et mise en pages : Alice Leroy
Photos © Bernard Radvaner et Anne-Sophie Lhomme / Flammarion

N° d'édition : L.01EPMN000523.B004
ISBN : 978-2-0812-5397-1
Dépôt légal : janvier 2011
editions.flammarion.com

DR JEAN-MICHEL COHEN

Objectif minceur

Mon programme pour maigrir semaine après semaine

Flammarion

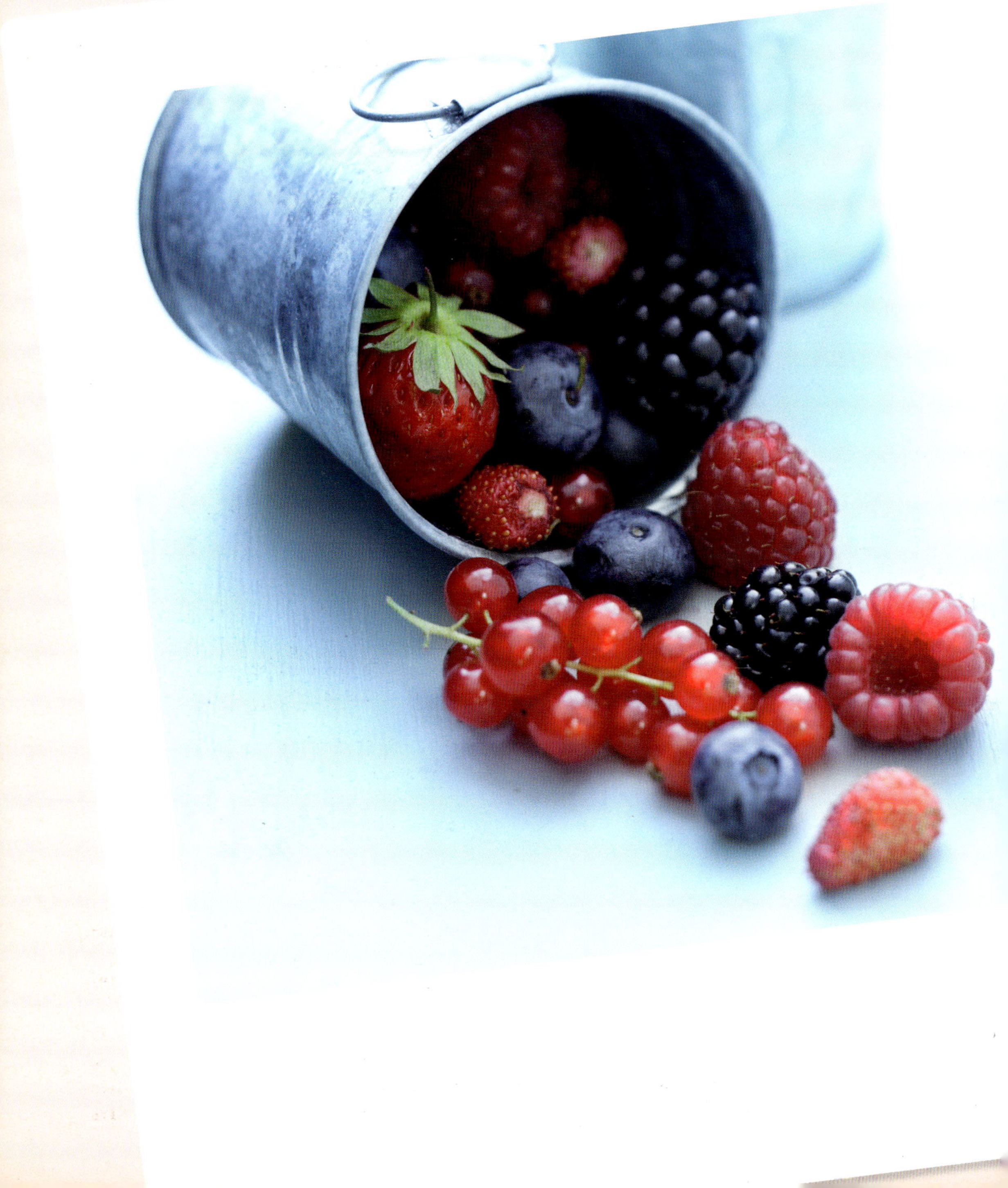

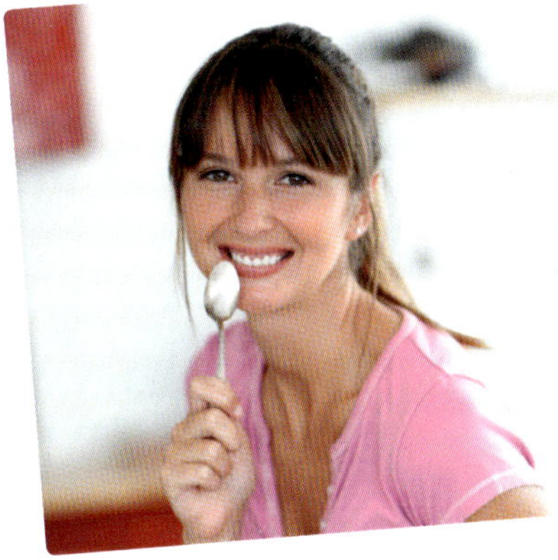

Sommaire

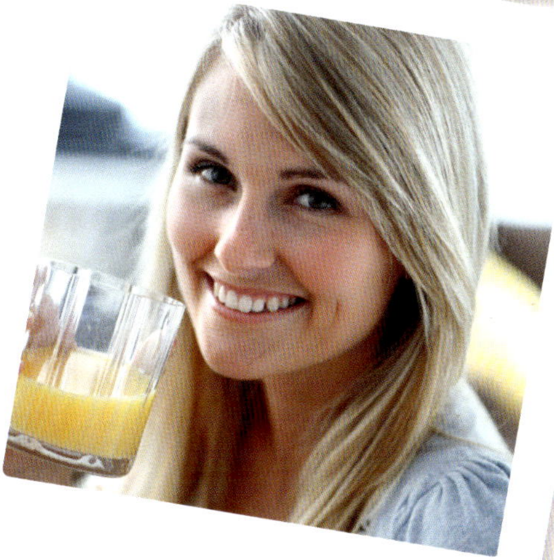

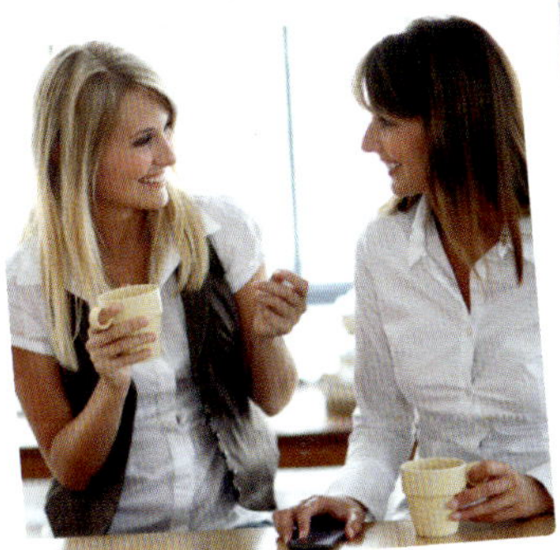

Introduction

Vous venez de décider d'entamer un régime, et vous ouvrez pour la première fois votre semainier. Le nombre de pages ne doit pas vous décourager : nous allons ensemble, pas à pas, vous conduire vers une belle réussite ! Le régime que je vous propose est avant tout agréable, simple, raisonnable et durable. Pour le mener à bien, il vous faudra respecter les quatre principes de base qui vous conduiront vers le poids désiré tout en douceur.

1er principe >> Ce régime est interactif

Lorsque je prescris un régime, mes patients me demandent souvent des menus, que je me refuse généralement à donner, même s'il m'arrive d'en rédiger pour certains journaux. Pourquoi ? Parce qu'un amaigrissement nécessite que le patient apprenne à gérer lui-même les aliments.

Les régimes standards où tout est imposé ne sont jamais efficaces à long terme, c'est pourquoi les menus présents dans ce semainier ne sont donnés qu'à titre d'exemple. J'ai donc préféré détailler pour vous les sources de fibres, de protéines et de glucides, et proposer une banque d'aliments équivalents dans laquelle chacun peut puiser comme il le veut.

La manière dont les aliments sont répartis au long de la journée n'est pas impérative. Vous pouvez décaler un aliment d'un repas à un autre. Il suffit de consommer chaque jour tout ce qui est indiqué dans le régime pour que le résultat soit atteint.

2e principe >> Le régime préserve l'équilibre alimentaire

Le régime repose sur la diversification et sur le mélange fibres/protéines/glucides. C'est intentionnellement que je ne précise pas les quantités de légumes, puisque ceux-ci peuvent être consommés à volonté, du moment qu'ils sont cuisinés sans matières grasses. Pour les fruits, 2 à 3 par jour selon le programme est une quantité plaisante et raisonnable.
Si vous observez bien les régimes, vous constaterez que chaque repas représente un poids d'aliments d'à peu près 750 grammes, soit entre 350 et 500 kcal. On peut également consommer 500 kcal en mangeant 100 grammes de charcuterie et une pâtisserie... mais les effets sur le rassasiement et à plus long terme ne seraient pas les mêmes.

L'utilité de ce système est de remplir l'estomac et de provoquer une sensation de satiété, tout en augmentant le travail digestif, ce qui contribue à dépenser plus de chaleur et d'énergie et donc à améliorer la perte de poids. Il est extrêmement important de consommer beaucoup de légumes et de crudités qui offrent, vu leur niveau calorique bas, leur richesse en fibres et en eau, la possibilité de manger en quantité suffisante sans trop jouer sur le bilan calorique de la journée. En outre, ces aliments apportent beaucoup de fibres bénéfiques pour le transit.

Les protéines sont un des éléments essentiels de notre organisme indispensables pour assurer les synthèses tissulaires ainsi que le bon fonctionnement du système immunitaire et du système hormonal. Sans elles, il est illusoire de vouloir maigrir en conservant notre masse musculaire puisque les protéines manquantes seraient inévitablement puisées dans les muscles et les organes nobles de notre corps. Elles présentent également l'avantage d'offrir un bon rassasiement.

Ce régime permet aussi de consommer des glucides, sous forme de fructose contenu naturellement dans les fruits et de glucides complexes apportés par les féculents et le pain. Les glucides sont une source de glycogène pour les muscles. Si vous alimentez votre corps en lui donnant des apports convenables en protéines et en glucides, vous obtiendrez un résultat harmonieux. C'est dans le respect des équilibres que se trouve la solution de l'amincissement.

3e principe >> Ce régime ne vous impose pas de changer radicalement vos habitudes

Quand un régime est trop contraignant ou trop différent de nos habitudes alimentaires, il y a toutes les chances pour qu'on l'arrête très vite : ne culpabilisez donc pas si vous craquez pour deux ou trois carrés de chocolat, nous vous proposerons des solutions adaptées tout au long du semainier.

4e principe >> L'équipement minimum

- une balance pour vous peser chaque semaine ;
- un mètre pour mesurer votre tour de taille et de cuisse chaque semaine ;
- un carnet pour y noter ce que vous mangez avec objectivité et lucidité ;
- la table des équivalences (voir p. 194) pour adapter le régime à vos goûts et jongler entre les différents aliments en toutes circonstances.

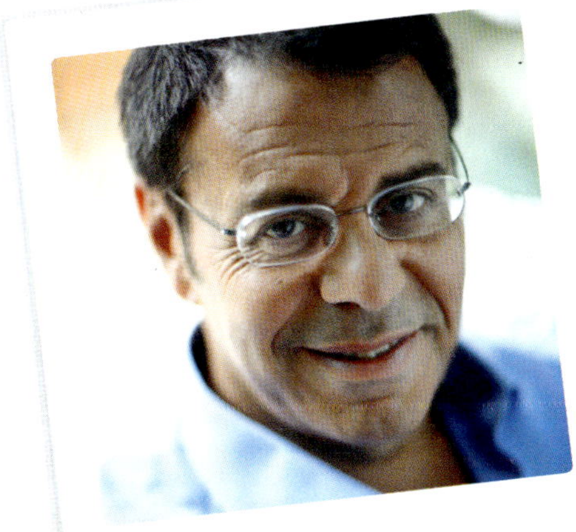

Voilà, vous êtes prêt à vous lancer : tournez la page, et suivez les indications de votre coach !

Comment utiliser mon semainier

Dans les pages qui vont suivre, vous trouverez dans votre semainier trois types de semaines, avec trois objectifs différents :

Semaines confort (1 400 kcal/jour)

Nous vous proposons de suivre la formule « confort » à 1 400 kcal par jour. Ce programme vous permet de perdre environ 2 à 4 kilos par mois sans fatigue et sans faim.
Ce programme est prévu sur 16 semaines, avec en alternance tous les mois la proposition de 2 semaines de régime booster à 900 kcal.
Selon votre courage, votre impatience, ou votre patience, en bref, selon votre personnalité, vous pouvez tout à fait choisir d'éviter les semaines de régime booster, et poursuivre à votre rythme, en suivant le régime à 1 400 kcal.
Le semainier est interactif : c'est vous qui choisissez !

Semaines booster (900 kcal/jour)

Vous pouvez les intercaler tous les mois dans le programme ou bien les conserver comme un joker qui vous aidera à relancer la perte de poids en cas de stagnation du poids. Ce régime vous aidera à faire bouger rapidement l'aiguille de la balance soit une perte d'environ 2 à 3 kilos en 15 jours.
Les menus de ces semaines booster comportent essentiellement moins de féculents, de fruits et de matières grasses. Pour ces raisons, cette formule doit être limitée dans le temps et simplement utilisée comme une aide par phases de 2 semaines maximum.

Semaines de consolidation (1 600 kcal/jour)

Ce régime de croisière à 1 600 kcal vous aidera à retrouver en douceur une bonne harmonie alimentaire. Vous y trouverez des conseils pour réintégrer peu à peu les aliments que vous aimez le plus, sans reprendre de poids. Ce régime est proposé pour une durée de 20 semaines que vous pouvez prolonger un mois de plus, si vous estimez que la courbe de votre poids n'est pas à la hauteur de vos espérances. Libre à vous, de temps en temps, d'alterner avec deux semaines à 1400 kcal/jour pour consolider votre amincissement.

Alors, comment choisir votre régime ? Laissez-vous guider par les premières pages de votre semainier : vous allez noter vos habitudes alimentaires actuelles, faire un état des lieux personnel, puis indiquer dans votre carnet de bord vos choix et vos objectifs.

Régime confort à 1 400 kcal/jour

Les principes de base

Axé sur le plaisir, ce régime permet de perdre en moyenne 2 à 4 kilos par mois.
Vous pouvez le suivre sur toute la durée du régime ou alterner avec le régime booster à 900 kcal/jour comme je vous le propose au fil de ce livre.

Dans ce régime, on retrouve :

- des glucides complexes en petite quantité à chaque repas ;
- des protéines à chaque repas ;
- des légumes à volonté ;
- un fruit à chaque repas ;
- des graisses en quantité limitée ;
- une portion de fromage par jour.

La structure des repas

Elle est quasi constante, seuls les aliments proposés varient. Vous pouvez ainsi composer les menus selon vos goûts en vous basant sur la structure prévue et en vous aidant de la liste des équivalences entre aliments proposée p. 194.

Petit déjeuner

Café, thé ou infusion sans sucre ou avec édulcorant
30 g de pain complet
10 g de beurre classique à 82 % de MG
1 laitage 0 %
1 portion de fruit

Déjeuner

Crudités à volonté + Sauce vinaigrette allégée maison (recette p. 186)
1 portion de viande, poisson ou œufs cuite sans MG
100 g de féculents cuits sans MG
Légumes à volonté cuits sans MG
1 laitage 0 %
1 portion de fruit

Dîner

Crudités à volonté + Sauce vinaigrette allégée maison (recette p. 186)
1 portion de viande, poisson ou œufs cuite sans MG
Légumes à volonté cuits sans MG
30 g de fromage à moins de 50 % de MG sur extrait sec (moins de 26 % de MG sur poids total)
1 portion de fruit
15 g de pain complet

Quelques astuces

- Vous pouvez inverser midi et soir si cela est plus pratique pour vous.
- Reportez-vous au tableau des équivalences p. 194 pour varier vos repas.
- Si vous avez un petit creux dans la journée, buvez (eau, infusion, café, thé...) sans sucre ou édulcoré.

Régime booster à 900 kcal/jour

Les principes de base

Ce régime vous permettra de perdre facilement en moyenne 2 à 3 kilos en 15 jours.
Il ne doit pas durer trop longtemps et doit forcément être relayé par des semaines confort à 1400 kcal pour stabiliser la perte de poids.

Par rapport au régime confort à 1 400 kcal, on retrouve :

- des protéines à chaque repas ;
- des légumes à volonté ;
- seulement 2 fruits ;
- très peu de glucides complexes ;
- très peu de graisses ;
- pas de fromage.

La structure des repas

Elle est quasi constante, seuls les aliments proposés varient. Vous pouvez ainsi composer les menus selon vos goûts en vous basant sur la structure prévue et en vous aidant de la liste des équivalences entre aliments proposée p. 194.

Petit déjeuner

Café, thé ou infusion sans sucre ou avec édulcorant
15 g de pain complet
5 g de beurre classique à 82 % de MG
1 laitage 0 %
1 fruit

Déjeuner

Crudités à volonté + vinaigre ou jus de citron
1 portion de viande, poisson ou œufs cuite sans MG
Légumes à volonté cuits sans MG
1 laitage 0 %
1 fruit

Dîner

Crudités + Sauce crudités diététique (recette p. 186)
1 portion de viande, poisson ou œufs cuite sans MG
Légumes à volonté cuits sans MG
1 laitage 0 %

Régime de consolidation à 1 600 kcal/jour

Les principes de base

Il s'agit de consolider votre perte de poids et de réintégrer en douceur certains aliments que vous ne consommiez plus.

Par rapport au régime confort à 1400 kcal, vous pouvez réintégrer :

- plus de glucides complexes (pain, féculents...) ;
- davantage de matières grasses ;
- des laitages à 20 % de MG (au lait demi-écrémé).

La structure des repas

Elle est quasi constante, seuls les aliments proposés varient. Vous pouvez ainsi composer les menus selon vos goûts en vous basant sur la structure prévue et en vous aidant de la liste des équivalences entre aliments proposée p. 194.

Petit déjeuner

Café, thé ou infusion sans sucre ou avec édulcorant
60 g de pain complet
10 g de beurre classique à 82 % de MG
1 laitage 20 %
1 fruit

Déjeuner

Crudités à volonté + Sauce vinaigrette allégée maison (recette p. 186)
1 portion de viande, poisson ou œufs cuite sans MG
150 g de féculents cuits sans MG
Légumes à volonté cuits sans MG
1 laitage 20 %
1 fruit

Dîner

Crudités à volonté + Sauce vinaigrette allégée maison (recette p. 186)
1 portion de viande, poisson ou œufs cuite sans MG
Légumes à volonté cuits sans MG
30 g de fromage à moins de 50 % de MG sur extrait sec (moins de 26 % de MG sur poids total)
1 fruit
30 g de pain complet

À la moindre reprise de poids, analysez votre écart et repassez par des semaines à 1 400 kcal/jour. N'acceptez pas plus de 2 kilos au-dessus de votre poids d'équilibre avant d'agir !

CONFORT 1 400 kcal/jour

	Jour 1	Jour 2	Jour 3	Jour 4
Petit déjeuner	• Café, thé ou infusion sans sucre ou avec édulcorant • 2 tranches de pain complet (30 g) • 10 g de beurre • 100 g de fromage blanc nature 0 % • 3 reines-claudes	• Café, thé ou infusion sans sucre ou avec édulcorant • 2 tranches de pain complet (30 g) • 10 g de beurre • 150 ml de lait écrémé • 1 pêche	• Café, thé ou infusion sans sucre ou avec édulcorant • 2 tranches de pain complet (30 g) • 10 g de beurre • 100 g de fromage blanc nature 0 % • 120 g de cerises	• 1 boisson chaude sans sucre • 2 tranches de pain complet (30 g) • 10 g de beurre • 100 g de fromage blanc nature 0 % • 150 g d'ananas
Déjeuner	• 140 g de fonds d'artichaut en lamelles + sauce vinaigrette allégée maison • 125 g de rumsteak grillé sans MG avec 1 c. à c. de moutarde • Haricots verts à l'échalote poêlés sans MG • 30 g de saint-nectaire • 250 g de melon • 1 tranche de pain complet (15 g)	• Salade de betteraves rouges et concombre + sauce vinaigrette allégée maison • 150 g de blancs de poulet émincés + chou romanesco sautés au wok sans MG au gingembre • 100 g de blé cuit sans MG • 100 g de fromage blanc nature 0 % • ½ mangue	• Céleri-rave râpé + sauce vinaigrette allégée maison • 150 g de filet de limande au thym cuit au four sans MG • Épinards à l'ail poêlés sans MG • 30 g de neufchâtel • 250 g de fraises • 1 tranche de pain complet (15 g)	• Salade verte + sauce vinaigrette allégée maison • 2 œufs pochés • Julienne de légumes vapeur • 100 g de boulgour cuit sans MG • 1 yaourt nature 0 % • 150 g de myrtilles
Dîner	• Rondelles de tomates + sauce vinaigrette allégée maison • Brochettes de roulés de cabillaud au curcuma et sésame (voir p. 90) • Fenouil braisé sans MG • 125 g de pommes de terre vapeur à la noix de muscade • 1 yaourt nature 0 % • 150 g de myrtilles	• Salade verte + sauce vinaigrette allégée maison • 75 g de bresaola • Champignons de Paris émincés en salade au jus de citron • 30 g de camembert • 200 g de framboises • 1 tranche de pain complet (15 g)	• Radis roses à la croque au sel • Chili con carne diététique (voir p. 145) avec 1 c. à c. d'huile d'olive • 1 yaourt nature 0 % de MG • ½ mangue	• Carottes râpées + sauce vinaigrette allégée maison • 125 g d'escalope de veau grillée sans MG aux herbes de Provence • Poêlée de poivrons rouges cuits sans MG • 30 g de saint-nectaire • 250 g de fraises • 1 tranche de pain complet (15 g)

Jour 5

- Café, thé ou infusion sans sucre ou avec édulcorant
- 2 tranches de pain complet (30 g)
- 10 g de beurre
- 150 ml de lait écrémé
- 200 g de framboises

- 140 g de fonds d'artichaut en lamelles + sauce vinaigrette allégée maison
- 200 g de côte de porc maigre grillée au four sans MG
- 140 g de petits pois aux oignons cuits sans MG
- 30 g de camembert
- 1 pêche
- 1 tranche de pain complet (15 g)

- Salade de tomates persillée + sauce vinaigrette allégée maison
- 125 g de pavé de saumon en papillote au jus de citron
- Épinards frais poêlés sans MG
- 1 yaourt nature 0 %
- 40 g de pain complet
- 140 g de figues fraîches

Jour 6

- Café, thé ou infusion sans sucre ou avec édulcorant
- 2 tranches de pain complet (30 g)
- 10 g de beurre
- 1 yaourt nature 0 %
- 250 g de melon

- Champignons crus émincés + sauce vinaigrette allégée maison
- 125 g de filet mignon de porc grillé sans MG avec 1 c. à s. de moutarde à l'ancienne
- Rondelles de carottes braisées au cumin sans MG
- 30 g de neufchâtel
- 150 g d'ananas frais
- 1 tranche de pain complet (15 g)

- Cœurs de palmier en rondelles + sauce vinaigrette allégée maison
- 160 g de calmars grillés sans MG à l'ail et avec 1 c. à s. de sauce nuoc-mâm
- Ratatouille cuite sans MG
- 100 g de coquillettes cuites sans MG
- 100 g de fromage blanc nature 0 %
- 65 g de raisin noir

Jour 7

- Café, thé ou infusion sans sucre ou avec édulcorant
- 2 tranches de pain complet (30 g)
- 10 g de beurre
- 150 ml de lait écrémé
- 120 g de cerises

- Bâtonnets de concombre + sauce vinaigrette allégée maison
- Aiguillettes de canard à l'orange (voir p. 126)
- Haricots verts vapeur
- 100 g de boulgour cuit sans MG
- 1 yaourt nature 0 %

- 100 g de betteraves rouges cuites + sauce vinaigrette allégée maison
- 100 g de jambon sec dégraissé
- Chou-fleur vapeur à la noix de muscade
- 30 g de saint-nectaire
- 65 g de raisin noir
- 1 tranche de pain complet (15 g)

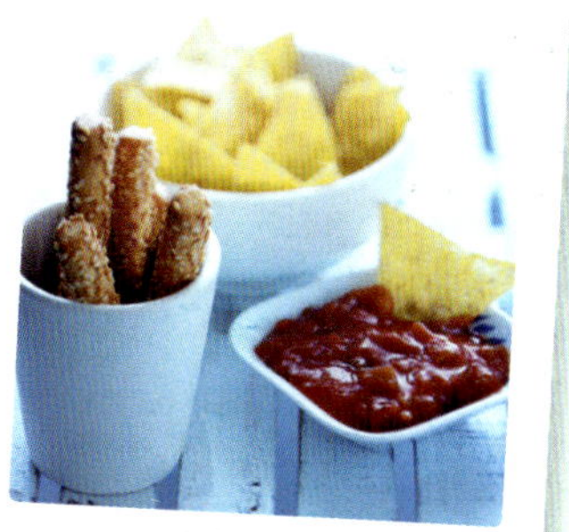

Saviez-vous que les cacahuètes sont composées à 53 % de lipides ?

En comparaison, le beurre contient 82 % de lipides et la crème fraîche classique 30 %. La plupart des fromages contiennent environ 25 à 30 % de matières grasses. Méfiez-vous également de certains aliments que l'on suspecte moins : 29 % de lipides dans le chocolat en poudre et environ 35 % dans le chocolat en tablette. Les céréales n'en contiennent que très peu à la base, mais vérifiez bien les étiquettes de céréales petit déjeuner par exemple type mueslis croustillants qui peuvent en contenir jusqu'à 20 %.

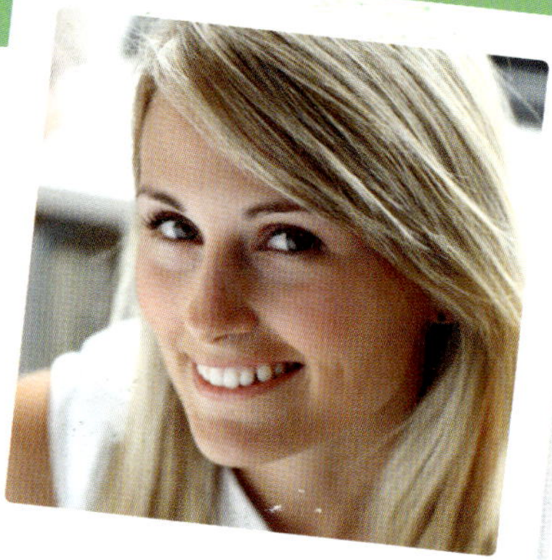

Mon coach et moi

Pourquoi le régime est-il identique pour tout le monde ?

Il n'est identique qu'en apparence ! Il est en fait totalement interactif.

En effet, il est très important de tenir compte de vos habitudes alimentaires avant de vous lancer dans un régime : si vous adorez le fromage et que le régime que vous suivez le proscrit absolument, votre organisme et vos papilles ne tiendront pas sur la longueur. Vous allez vous lasser. Les menus que je propose sont à utiliser avec le tableau des équivalences (voir en annexe, p. 194). Ainsi, si vous n'appréciez pas un aliment, vous pouvez toujours le remplacer facilement par un autre. Si vous raffolez du chocolat, vous pouvez même vous composer des menus comprenant cette friandise à chaque repas. Nos préférences alimentaires sont guidées par nos souvenirs d'enfance, nos origines culturelles... autant d'éléments que nous ne maîtrisons pas et qu'il ne faut pas chercher à modifier totalement. Chassez le naturel, il reviendra au galop ! Voici quelques exemples :

Si vous n'aimez pas les yaourts
Vous avez horreur des yaourts maigres ? Vous pouvez remplacer votre yaourt par 100 grammes de fromage blanc ou 150 millilitres de lait écrémé à 0 %.

Si vous n'appréciez pas certains fruits
Vous pouvez consommer 150 g (fruit de taille moyenne) des fruits suivants : 1 pomme, 1 poire, 1 orange, 1 pêche, 1 nectarine, 2 mandarines, 3 clémentines, 2 kiwis, 3 abricots, 3 prunes, 1/2 mangue, 2 citrons.
Vous avez le droit à 500 g de rhubarbe crue, 280 g de coing, 265 g de pamplemousse (1/2), 250 g de pastèque (1 belle tranche), 250 g de melon, 250 g de fraises, 200 g de mûres, 200 g de framboises, 200 g de groseilles, 150 g de myrtilles, 150 g de cassis, 150 g d'ananas (2 tranches et demi).
Mais attention, seulement 140 g de figues fraîches (2 à 3), 120 g de cerises (environ 15), 90 g de banane (1 mini-banane ou 1/2 banane classique), 70 g de raisin blanc ou 65 g de raisin noir (1 petite grappe).

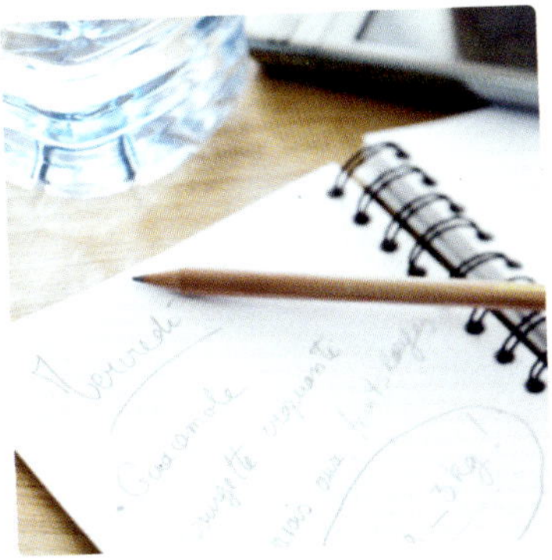

Mon coach et moi

Pourquoi dois-je tenir un carnet de bord ?

Le carnet de bord est l'outil le plus utile de votre régime, car il va vous permettre de garder un œil très objectif sur les quantités que vous absorbez.

Un carnet de bord, c'est un peu comme si vous filmiez votre régime

Une expérimentation s'est déroulée au Danemark voilà quelques années : pendant huit jours, une vingtaine de volontaires a accepté d'être filmée à l'intérieur d'un appartement, les caméras étant dirigées sur les zones où les occupants pouvaient trouver des aliments. Tout ce que les cobayes portaient à leur bouche a été enregistré par les caméras. À la fin de l'expérience, les organisateurs demandèrent aux volontaires ce qu'ils avaient absorbé au cours de la semaine. À leur grande surprise, la différence entre ce qu'ils disaient avoir mangé et la réalité s'élevait à 30 %. En somme, chez des personnes qui ne pouvaient être suspectées de tricherie, la prise de conscience de ce qu'elles avaient consommé ne concordait en aucune manière avec la réalité.

Un outil de contrôle

Nous serons toujours tentés de revenir à l'alimentation à laquelle nous sommes habitués, il est donc indispensable de noter chaque jour sur un carnet ce qu'on a consommé. Consultez-le lorsque votre poids ne varie plus depuis un moment : vous vous rendrez compte que votre alimentation s'est sensiblement modifiée les jours précédant la pesée. Si cela peut vous aider et vous motiver, vous pouvez aussi décider de faire vérifier votre carnet par un proche.

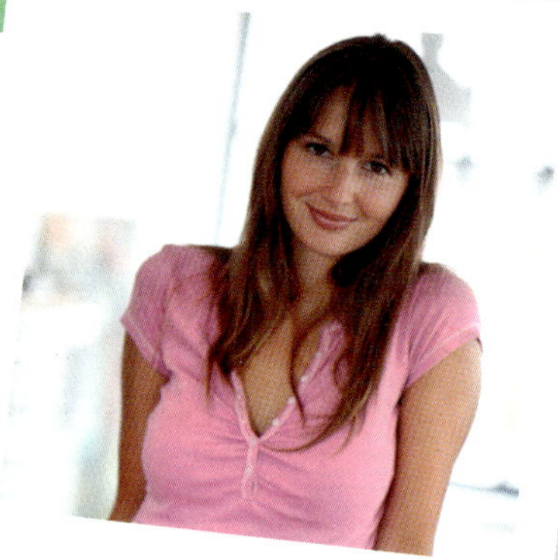

Mon coach et moi

Je ne sais pas comment me lancer

Avant de commencer, il est extrêmement important de dresser un bilan très précis de vos différentes habitudes avant le régime, ne vous lancez pas à l'aveuglette.

Dressez un bilan calorique de votre alimentation habituelle

Avant de vous lancer dans votre régime, notez vos menus pendant une semaine ou quinze jours. N'oubliez pas les grignotages, les goûters pris avec les enfants. Vous pouvez pour ce faire vous aider de la table des calories (voir p. 190). Faites le total des calories absorbées quotidiennement. Dès que l'on diminue l'apport calorique quotidien d'environ 500 kcal, on est assuré de provoquer un amaigrissement de l'ordre de 3 à 4 kilos par mois. On estime grosso modo que 1 kilo de surpoids – graisses et sucres stockés par l'organisme – équivaut à un excès calorique de 7 700 kcal.

Notez bien toutes vos habitudes !

Imaginons que vous consommiez quotidiennement un petit peu plus de calories que ce dont votre organisme a réellement besoin. Par exemple 100 kcal de trop par jour, c'est-à-dire pas grand-chose en réalité : une pomme, une cuillerée à soupe de mayonnaise ou bien trois petites tranches de baguette de pain...

Si cet excès insignifiant (100 kcal) dans votre prise alimentaire se reproduit quotidiennement, vous allez emmagasiner un excédent de 3 000 kcal de réserve énergétique chaque mois, soit 36 500 kcal dans l'année. Et à combien de kilos cela correspond-il au bout de 365 jours ? 4,7 kilos ! Le petit excès quotidien s'est transformé en sérieux problème de surpoids.

En prenant maintenant le calcul à l'envers, vous obtenez une vision positive de la même situation : si, pendant une année, vous réduisez de 100 kcal votre apport calorique journalier, vous aurez perdu près de 5 kilos sans même vous en rendre compte !

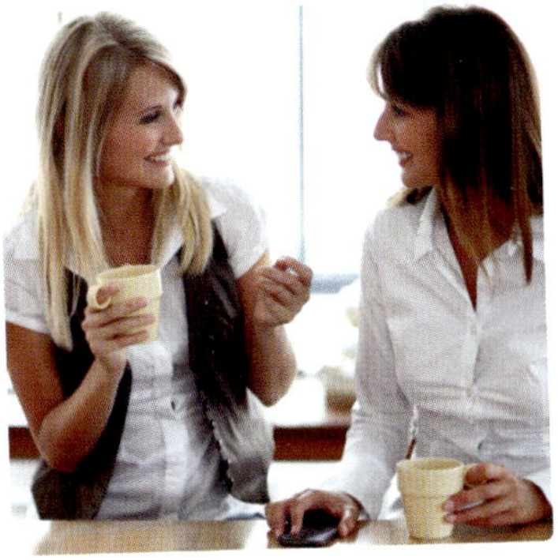

Mon coach et moi

Dois-je peser mes aliments ?

La grande disparité calorique entre les aliments justifie l'usage de la balance. Par exemple, avec 50 grammes de foie, vous consommez 350 kcal, tandis que pour atteindre ce chiffre avec des blettes, il faudra en consommer 1,5 kilo !

Apprenez à peser du regard

Au cours des premières semaines, il est vivement recommandé de peser les aliments afin de se faire une idée de ce que représentent, par exemple, 20 grammes de spaghettis. Puis vous allez peu à peu être capable de calibrer le poids des aliments à l'œil.

Lisez les étiquettes

La plupart du temps, le poids des denrées est indiqué sur les emballages. Passez maître dans l'art de la division ! Lorsqu'un paquet de pain contient 20 tranches et qu'il pèse 500 grammes, il est facile d'en déduire qu'une tranche pèse environ 25 grammes. Vous pouvez faire de même avec les paquets de biscuits, les tranches de jambon...

Lorsque vous ne pouvez pas peser, restez objectif

Le fait de peser les aliments au début d'un régime vous permet de vous rendre compte des quantités que vous ingurgitiez jusqu'à ce jour. Au restaurant ou à la cantine de votre entreprise, il vous est bien sûr impossible de peser les aliments. Mais en entraînant votre œil, vous connaîtrez approximativement les quantités absorbées. Avant de noter sur votre carnet ce que vous avez mangé, effectuez un flash-back sur vos habitudes à table : vous vous êtes resservi combien de fois ? L'assiette était-elle très pleine ? Vous en déduirez facilement le nombre de calories consommées.

BOOSTER 900 kcal/jour

	Jour 1	Jour 2	Jour 3	Jour 4
Petit déjeuner	• Café, thé ou infusion sans sucre ou avec édulcorant • 1 tranche de pain complet (15 g) • 5 g de beurre • 2 petits-suisses nature 0 %	• Café, thé ou infusion sans sucre ou avec édulcorant • 1 tranche de pain complet (15 g) • 5 g de beurre • 100 g de faisselle nature 0 %	• Café, thé ou infusion sans sucre ou avec édulcorant • 1 tranche de pain complet (15 g) • 5 g de beurre • 100 g de fromage blanc nature 0 %	• Café, thé ou infusion sans sucre ou avec édulcorant • 1 tranche de pain complet (15 g) • 5 g de beurre • 150 ml de lait écrémé • 140 g de figues fraîches
Déjeuner	• Salade de céleri branche émincé + sauce crudités maison • 150 g de filet de lieu noir vapeur • Haricots beurre poêlés à l'ail sans MG • 100 g de fromage blanc nature 0 %	• Salade de carottes râpées à la ciboulette et jus de citron • 160 g d'anneaux de calmars poêlés sans MG à l'ail et au basilic • Tomates cerise poêlées sans MG à la provençale • 2 petits-suisses nature 0 %	• Tomates cerise à croquer • 150 g de blanc de poulet grillé au paprika sans MG • 1 artichaut nature + sauce crudités maison • 100 g de faisselle nature 0 %	• Mâche + sauce crudités maison • 2 œufs à la coque • Épinards cuits à l'étouffée sans MG • 2 petits-suisses nature 0 %
Dîner	• Guacamole diététique (voir p. 110) • 130 g de jambon blanc dégraissé découenné • Bâtonnets de courgettes et carottes crus à tremper • 3 prunes	• ½ avocat + sauce crudités maison • Colombo de poulet (voir p. 97) • Cubes de fraises à la menthe	• Salade de concombre au persil et jus de citron • 125 g de petit salé vapeur dégraissé • Chou rouge braisé au jus de pomme (voir p. 146) • 1 yaourt nature 0 %	• Salade de poivrons rouges à l'ail et vinaigre balsamique • 125 g de steak haché de bœuf à 5 % de MG poêlé sans MG • Haricots verts poêlés à l'ail et au persil sans MG • 100 g de fromage blanc nature 0 %

Jour 5	Jour 6	Jour 7
• Café, thé ou infusion sans sucre ou avec édulcorant • 1 tranche de pain complet (15 g) • 5 g de beurre • 100 g de faisselle nature 0 % • 1 nectarine	• Café, thé ou infusion sans sucre ou avec édulcorant • 1 tranche de pain complet (15 g) • 5 g de beurre • 100 g de fromage blanc nature 0 % • 2 abricots	• Café, thé ou infusion sans sucre ou avec édulcorant • 1 tranche de pain complet (15 g) • 5 g de beurre • 150 ml de lait écrémé
• Salade de chou rouge râpé + sauce crudités maison • Grenadin de veau poêlé sans MG • Carottes et champignons de Paris aux petits oignons cuits à l'étouffée sans MG • 2 petits-suisses nature 0 %	• Radis roses à croquer • Magret de canard poêlé sans MG • Mélange de légumes asiatiques sauté au wok sans MG • 1 yaourt nature 0 %	• 100 g de betteraves à l'échalote et vinaigre de vin • Omelette à la ciboulette cuites sans MG • Poêlée de champignons à l'ail • 1 yaourt nature 0 %
• 1 artichaut • 160 g de moules à la marinière sans MG • Pâtissons aux petits oignons et persil cuits à l'étouffée sans MG • 1 yaourt nature 0 %	• Pointes d'asperges + sauce crudités maison • 125 g de pavé de saumon • Brocolis vapeur • 2 petits-suisses nature 0 %	• Salade de tomates et germes de soja + sauce crudités maison • 150 g de filet de cabillaud au jus de citron • Ratatouille poêlée sans MG • 2 petits-suisses nature 0 % • 100 g de compote sans sucres ajoutés

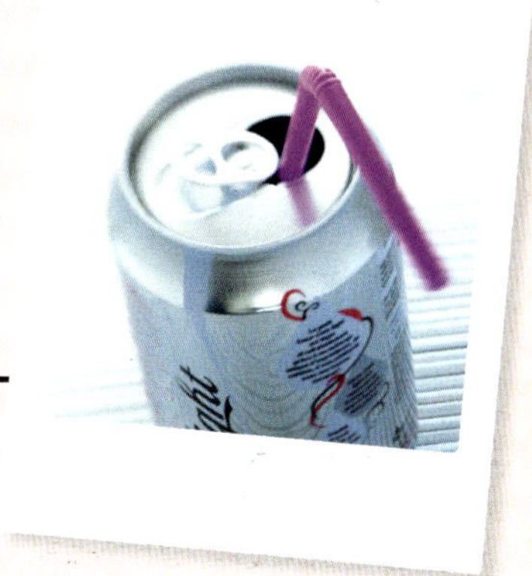

Un produit diététique n'est pas forcément un produit minceur.

Méfiez-vous des appellations ! « Produit diététique » ne signifie pas forcément qu'il s'agit d'un produit minceur.

Cette confusion est en partie due au fait que ces articles se trouvent souvent dans les mêmes rayons.

Par exemple, un chocolat noir au fructose n'est pas plus intéressant d'un point de vue calorique qu'un chocolat classique. Il est donc préférable de choisir un chocolat traditionnel, il présentera l'avantage d'être moins cher !

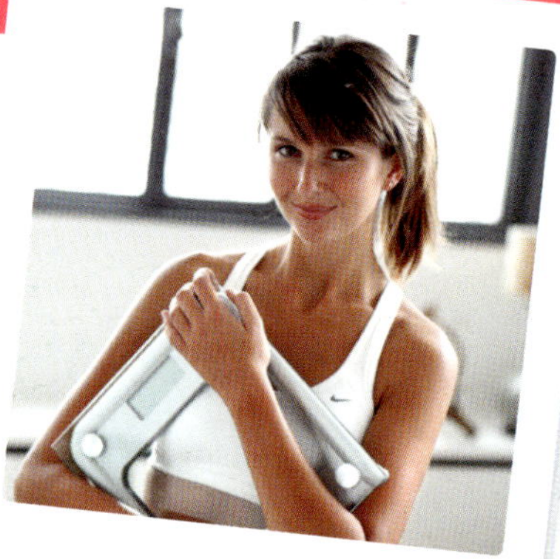

Mon coach et moi

Je suis accro à ma balance, est-ce grave ?

La balance est un outil important dans le suivi d'un régime. Il est inutile toutefois de monter sur votre balance plusieurs fois par jour, car votre poids peut varier et vous décourager.

L'idéal est de se peser une fois par semaine, le matin à jeun et sur le même appareil, après avoir uriné. La perte de poids n'est que la conséquence de votre façon de suivre le régime. Si vous ne maigrissez pas, c'est probablement que vous suivez votre régime avec moins de rigueur que vous ne le pensez.

Ne vous donnez pas un but irréalisable

À l'impossible, nul n'est tenu ! Prenez en compte vos habitudes alimentaires, ménagez votre plaisir, soyez patient et fixez-vous un objectif qui corresponde à votre physique : votre « vrai poids » est en général celui que vous avez pesé sans faire de régime entre 18 et 25 ans. Mais notre poids évolue lentement à la hausse lorsque nous vieillissons, car nous n'avons plus le même métabolisme. Ainsi, il est beaucoup plus raisonnable, si l'on pesait 70 kilos à l'âge de 20 ans et 90 kilos à 40 ans, de se fixer comme objectif 75 kilos.

Tenez compte de votre métabolisme de base

Le métabolisme de base est la dépense énergétique dont notre corps a besoin pour vivre (respirer...). Celui d'un homme est plus important que celui d'une femme. Ainsi, un homme brûlera en moyenne 1 650 kcal au repos et une femme 1 300.

Soyez réaliste

La plupart des personnes au régime se souviennent parfaitement ce qu'elles ont consommé au cours d'un repas : elles sont capables de décrire avec précision le plat principal... Mais elles oublient le plus souvent les à-côtés : pain, apéritifs, grignotages de-ci de-là dans l'après-midi... Alors, pour ne plus en vouloir à votre balance, notez précisément sur ce semainier tous les aliments consommés, de nuit comme de jour ! Et vous vous apercevrez que le plus souvent, l'aiguille de la balance ne ment pas. Ayez la même précision qu'elle !

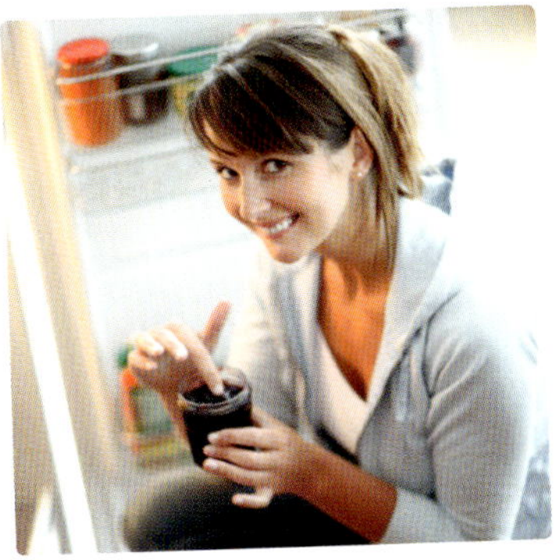

Mon coach et moi

Que faire en cas de crise de boulimie ?

En début de régime, il est normal d'avoir un peu faim, car votre estomac doit s'habituer à des quantités plus petites.

Si après votre repas vous avez une envie irrépressible de vous précipiter sur votre placard, voici quelques astuces qui devraient vous aider à passer ce cap difficile :

• Au cours du repas, ralentissez le rythme des bouchées. La sensation de satiété n'apparaît qu'au bout de vingt minutes. Si vous avalez votre repas en cinq minutes, vous aurez forcément faim, quels que soient les aliments ingurgités.

• Buvez : de l'eau, du thé, du café, du soda light. N'hésitez pas, cela peut vous aider à combler la sensation de vide.

• Remplissez vos placards et votre réfrigérateur d'aliments autorisés : yaourts nature, fruits, crudités prêtes à l'emploi, déjà lavées, à consommer avec une sauce au fromage blanc additionnée de poivre, de sel et d'herbes.

• Patientez un quart d'heure. La sensation de faim devrait s'estomper. Si malgré tout, votre envie de manger est toujours aussi forte, c'est sans doute que votre organisme a un peu de mal à s'habituer au régime. Ce n'est pas grave. Accordez-vous un petit plaisir, une portion supplémentaire, et réitérez l'expérience le lendemain. Au fil des jours, votre corps devrait s'habituer.

CONFORT 1 400 kcal/jour

	Jour 1	Jour 2	Jour 3	Jour 4
Petit déjeuner	• Café, thé ou infusion sans sucre ou avec édulcorant • 2 tranches de pain complet (30 g) • 10 g de beurre • 2 petits-suisses nature 0 % • 70 g de raisin blanc	• Café, thé ou infusion sans sucre ou avec édulcorant • 2 tranches de pain complet (30 g) • 10 g de beurre • 150 ml de lait écrémé • 1 poire	• Café, thé ou infusion sans sucre ou avec édulcorant • 2 tranches de pain complet (30 g) • 10 g de beurre • 1 yaourt nature 0 % • 1 pomme	• Café, thé ou infusion sans sucre ou avec édulcorant • 2 tranches de pain complet (30 g) • 10 g de beurre • 150 ml de lait écrémé • 70 g de raisin blanc
Déjeuner	• Salade campagnarde (voir p. 117) + sauce vinaigrette allégée maison • 100 g de fromage blanc nature 0 % • 40 g de pain complet • 1 nectarine	• Lanières de poivrons + sauce vinaigrette allégée maison • 150 g d'aiguillettes de dinde grillées sans MG et moutarde • Blettes vapeur + 1 béchamel diététique à la muscade • 60 g de pommes de terre vapeur • 2 petits-suisses nature 0 % • 3 quetsches	• Radis roses à la croque au sel • Cuisse de lapin rôtie aux herbes de Provence • Champignons de Paris poêlés à l'ail avec 1 c. à c. d'huile d'olive + 10 g de parmesan • Pêches farcies à la provençale (voir p. 179) • 1 tranche de pain complet (15 g)	• ½ avocat au jus de citron et à l'échalote • Filet de flétan en papillote à l'estragon • Poivrons rouges grillés au four avec 1 c. à c. d'huile d'olive • 100 g de riz basmati cuit sans MG • 1 yaourt nature 0 % • ½ banane écrasée à la cannelle
Dîner	• Bâtonnets de concombre + sauce vinaigrette allégée maison • 125 g d'escalope de veau poêlée sans MG • Courgettes vapeur au curry • 30 g de bûche de chèvre • 1 tranche de pain complet (15 g) • ½ mangue	• Salade croquante de courgettes au citron et sésame grillé (voir p. 118) + 1 c. à c. d'huile d'olive • 125 g de sardines grillées au thym • Haricots verts vapeur au cumin • 30 g de reblochon • 200 g de framboises • 1 tranche de pain complet (15 g)	• Céleri râpé + sauce vinaigrette allégée maison • 160 g de moules au naturel, coulis de tomate, ail et persil • Chou chinois braisé sans MG • 100 g de polenta cuite sans MG • 2 petits-suisses nature 0 % • ½ mangue	• Émincé de chou rouge + sauce vinaigrette allégée maison • 200 g de côtes de veau maigres grillées sans MG aux herbes • Légumes pour ratatouille vapeur • 30 g de bûche de chèvre • 1 tranche de pain complet (15 g) • 140 g de figues fraîches

Menus types

Jour 5

- Café, thé ou infusion sans sucre ou avec édulcorant
- 2 tranches de pain complet (30 g)
- 10 g de beurre
- 1 yaourt nature 0 %
- ½ banane

- ½ avocat au jus de citron
- Œufs cocotte
- Julienne de légumes poêlée sans MG
- 100 g de pois chiches cuits sans MG
- 2 petits-suisses nature 0 %
- 1 poire

- Laitue romaine + sauce vinaigrette allégée maison
- 8 bâtonnets de surimi
- Carottes vapeur persillées
- 30 g de reblochon
- 1 tranche de pain complet (15 g)
- 3 quetsches

Jour 6

- Café, thé ou infusion sans sucre ou avec édulcorant
- 2 tranches de pain complet (30 g)
- 10 g de beurre
- 150 ml de lait écrémé
- 1 pomme

- 140 g de fonds d'artichaut + sauce vinaigrette allégée maison
- 150 g de filets de lotte grillés sans MG au coulis de tomate
- Épinards cuits à l'étouffée sans MG
- 100 g de semoule fine cuite sans MG
- 2 petits-suisses nature 0 %
- 70 g de raisin blanc

- Salade de carottes râpées + sauce vinaigrette allégée maison
- 150 g d'escalope de dinde grillée sans MG
- Pois gourmands poêlés sans MG
- 30 g de bûche de chèvre
- 1 nectarine
- 1 tranche de pain complet (15 g)

Jour 7

- Café, thé ou infusion sans sucre ou avec édulcorant
- 2 tranches de pain complet (30 g)
- 10 g de beurre
- 100 g de fromage blanc nature 0 %
- 200 g de mûres

- Laitue romaine + sauce vinaigrette allégée maison
- Clafoutis de brocolis et jambon fumé (voir p. 150)
- 140 g de figues fraîches
- 1 tranche de pain complet (15 g)

- 100 g de betteraves crues râpées + sauce vinaigrette allégée maison
- 150 g de filet de colin au jus de citron grillé sans MG
- Aubergines grillées sans MG
- 2 petits-suisses nature 0 %
- 1 nectarine
- 1 tranche de pain complet (15 g)

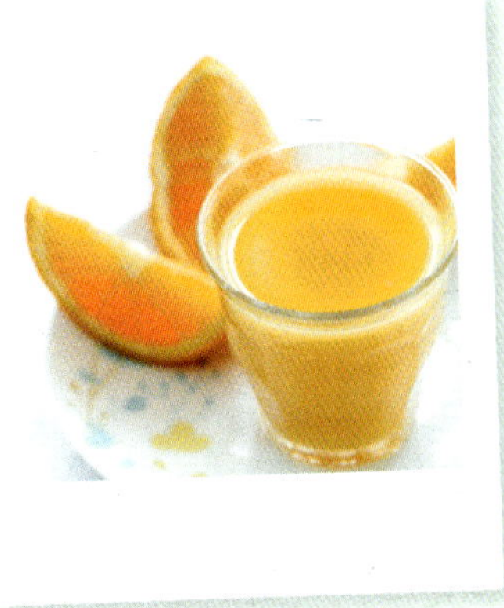

Les vertus cachées des légumes

Lorsqu'on entame un régime, les légumes sont les rois de notre assiette, et on a parfois l'impression de manger « du vent ». Pourtant, même s'ils sont très pauvres en calories, ils nous nourrissent bel et bien car ils sont très riches en oligoéléments : tel le fer dans les légumes racines, ou encore des quantités importantes de cuivre, de manganèse et d'iode. Certaines espèces de légumes en contiennent autant que le poisson !

Saviez-vous d'autre part que les légumes constituent après les produits laitiers l'une des meilleures sources de calcium ? Ils apportent en effet 20 à 30 % de la ration totale qui nous est nécessaire.

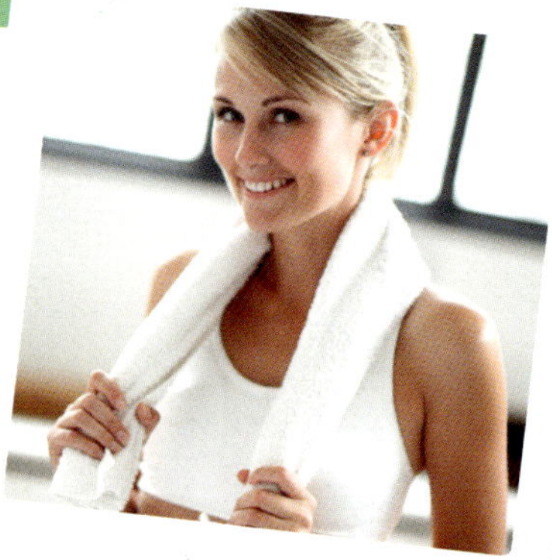

Mon coach et moi

Comment connaître le nombre de calories que je brûle ?

Le nombre de calories brûlées chaque jour dépend de votre âge et de l'activité physique que vous pratiquez. Par exemple, si vous êtes âgé et sédentaire, votre organisme consommera moins de calories. Pour maigrir, il vous faudra donc suivre un régime plus strict, et vous maigrirez plus doucement. En revanche, si vous êtes jeune et sportif, les calories brûlées seront plus importantes. Attention cependant à ne pas trop faire d'entorses à votre régime sous le prétexte que vous vous êtes beaucoup dépensé !

Dépense énergétique moyenne totale

Activité sédentaire	Homme	2 300 à 2 400 kcal
	Femme	2 000 à 2 200 kcal
Activité légère	Homme	2 500 à 2 700 kcal
	Femme	2 200 à 2 400 kcal
Activité moyenne	Homme	2 600 à 3 200 kcal
	Femme	2 400 à 2 900 kcal
Adolescent 10/15 ans	Homme	2 500 kcal
	Femme	2 200 kcal
Adolescent 15/18 ans	Homme	3 200 kcal
	Femme	3 000 kcal
Personnes âgées	Homme	2 400 kcal
	Femme	2 200 kcal

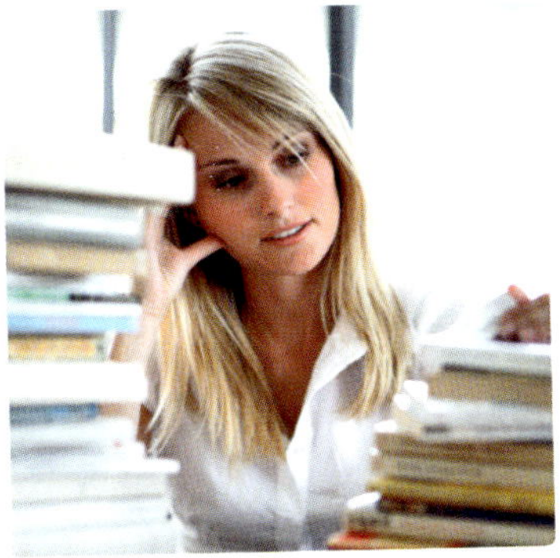

Mon coach et moi

Je me sens fatigué

Il est assez courant lors d'un régime de se sentir fatigué, les changements de nourriture pouvant déséquilibrer légèrement l'organisme.

N'hésitez pas à vous procurer des polyvitamines en pharmacie. Une cure d'une dizaine de jours suffit souvent à compenser les éventuelles carences que vous pourriez ressentir. Si la fatigue persiste sans que vous soyez malade, essayez de rechercher les facteurs qui peuvent induire cette sensation de fatigue :

• Manquez-vous de sommeil ? Si la réponse est oui, ne cherchez pas plus loin et reposez-vous !

• Êtes-vous plus souvent fatigué aux changements de saison ? Si tel est le cas, couchez-vous assez tôt.

• Nos grand-mères nous conseillaient de « prendre l'air », et elles avaient raison ! Nous vivons la plupart du temps dans une atmosphère confinée, du bureau aux transports et des transports à la maison. Pensez à vous aérer régulièrement et à ouvrir les fenêtres des pièces dans lesquelles vous vivez.

• Faites-vous trop, ou pas assez de sport ? Une activité physique régulière peut vous donner du tonus, si elle est pratiquée avec modération.

• Vous sentez-vous stressé ? Si tel est le cas, essayez de cerner les causes de votre stress afin de le gérer au mieux. Le stress peut être le grand ennemi d'un régime. Si vos journées sont surchargées, tâchez par exemple de discuter avec votre conjoint pour voir comment il serait possible de mieux répartir les tâches quotidiennes. Prenez un peu de temps pour vous : vous vous sentirez plus solide pour affronter le stress de la semaine.

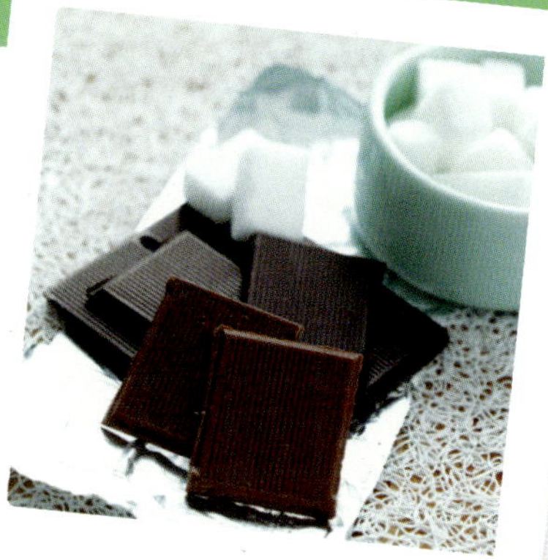

Mon coach et moi

J'ai une envie de chocolat, de vin, de pain...

Ces envies alimentaires sont extrêmement fréquentes, ne culpabilisez pas ! Vouloir lutter contre les trois est totalement illusoire. Afin de jongler tout en finesse entre régime et plaisir, jouez sur les équivalences.

Pour boire du vin

Vous pouvez par exemple remplacer le fruit de la fin de repas par un verre de vin, mais ne dépassez pas un verre.

Pour manger du chocolat

En ce qui concerne le chocolat, on peut tout à fait utiliser le même type de troc : trois carrés (15 grammes) de chocolat représentent à peu près la valeur calorique d'un fruit.

Pour consommer du pain

Le pain peut être consommé sans problème dans le cadre du régime « confort ». Il est difficile de lui trouver une équivalence dans le régime « booster ». Si vous ne pouvez vraiment pas vous en passer, vous pouvez remplacer un yaourt par 15 à 20 grammes de pain de temps en temps.

Ne vous privez pas

Si vous avez constaté que le chocolat ne vous manque pas à condition de prendre un carré avec votre café, ne vous privez surtout pas. Ce ne sont pas les 30 kcal que représente un carré de chocolat noir qui vont changer le cours de votre régime !

Mieux vaut ajouter ces 30 kcal, plutôt que de se sentir frustré toute la journée, et de craquer à 17 heures en avalant l'intégralité de la tablette !

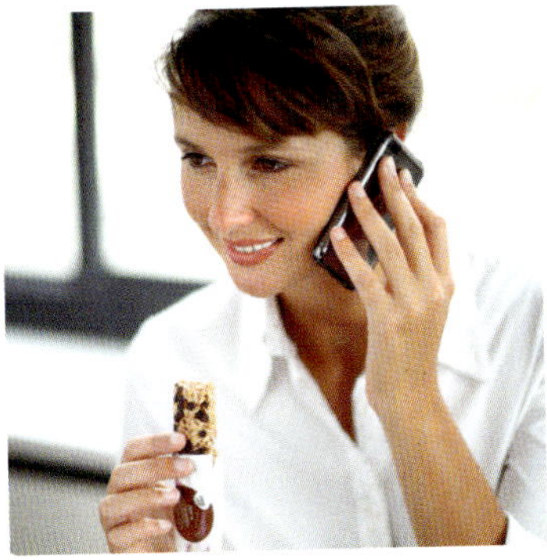

Mon coach et moi

Je ne peux pas m'empêcher de grignoter

Premier conseil : n'essayez pas de changer radicalement vos habitudes ! En chassant le naturel, il risque de revenir au galop, apportant avec lui son lot de culpabilité.

Lorsqu'on grignote, on le fait le plus souvent pour calmer une envie compulsive de sucré, ou pour se déstresser, un peu comme lorsqu'on a envie de s'allumer une cigarette. Ces moments sont en général toujours les mêmes dans la journée.

Anticipez vos envies de grignoter
Si vous savez que vous avez envie de grignoter tous les jours à 17 heures, anticipez. Mieux vaut déguster un fruit à 16 h 45 plutôt que d'être pris d'une envie irrépressible de sucre un quart d'heure plus tard. Ne cherchez pas à résister.

Jouez sur les équivalences et gagnez du temps...
Prévoyez un grignotage tranquille et savoureux. Par exemple, découpez une pomme en menus morceaux, et saupoudrez-la de cannelle. Vous aurez la sensation de prendre un vrai dessert, et vous mettrez plus de temps à déguster le fruit.

Jouez sur les volumes
Associez un gros volume alimentaire au plus petit nombre de calories possible afin de provoquer la sensation de satiété. L'eau pèse 0 calorie, mais elle représente un volume de 200 à 500 grammes dans l'estomac. Un yaourt à 0 %, c'est 50 kcal pour 125 grammes, une pomme, c'est 70 kcal pour 150 grammes.

Faites le tour du pâté de maisons
Si vous grignotez lorsqu'un coup de fil vous a stressé, lorsque votre supérieur vous a contrarié, ou lorsque le petit dernier use vos nerfs, ayez le réflexe de sortir faire un tour au lieu d'ouvrir vos placards. Un peu d'air frais pendant quelques minutes peut vous aider à faire passer une envie irrépressible de grignoter.

BOOSTER 900 kcal/jour

	Jour 1	Jour 2	Jour 3	Jour 4
Petit déjeuner	• Café, thé ou infusion sans sucre ou avec édulcorant • 1 tranche de pain complet (15 g) • 5 g de beurre • 2 petits-suisses nature 0 % • 250 g de melon	• Café, thé ou infusion sans sucre ou avec édulcorant • 1 tranche de pain complet (15 g) • 5 g de beurre • 150 ml de lait écrémé	• Café, thé ou infusion sans sucre ou avec édulcorant • 1 tranche de pain complet (15 g) • 100 g de faisselle nature 0 % • 30 g de confiture	• Café, thé ou infusion sans sucre ou avec édulcorant • 1 tranche de pain complet (15 g) • 5 g de beurre • 2 petits-suisses nature 0 % • 1 pêche
Déjeuner	• Rondelles de radis noir à la croque au sel • 100 g de saumon fumé + 1 filet de jus de citron • Salade verte au vinaigre de cidre • 1 yaourt nature 0 %	• ½ avocat au jus de citron • 200 g de côtes d'agneau premières dégraissées cuites sans MG • Aubergines au cumin poêlées sans MG • 1 yaourt nature 0 % • Pomme meringuée (voir p. 180)	• Rondelles de radis noir à la croque au sel avec 5 g de beurre • 150 g d'escalope de dinde grillée sans MG au curry • Épinards à l'ail poêlés sans MG • 1 yaourt nature 0 %	• ½ avocat au jus de citron • Hot dog de courgette diététique (voir p. 125) • Salade verte au vinaigre balsamique • 1 yaourt nature 0 %
Dîner	• Céleri-rave râpé + sauce crudités maison • 125 g de rumsteck grillé sans MG avec 1 c. à s. de moutarde • Chou chinois sauté sans MG avec 1 c. à c. de sauce soja • 100 g de faisselle nature 0 %	• Salade de tomates + sauce crudités maison • 100 g de jambon blanc cuit supérieur découenné dégraissé • Haricots verts persillés poêlés sans MG • 100 g de fromage blanc nature 0 %	• Bâtonnets de concombre + sauce crudités maison • 125 g de pavé de thon cuit sans MG • Chou-fleur poêlé sans MG • 2 c. à s. de coulis de tomates • 100 g de fromage blanc nature 0 %	• Chou rouge émincé + sauce crudités maison • 150 g de filet de sandre au thym cuit au four sans MG • Carottes en julienne vapeur persillées • 100 g de fromage blanc nature 0 %

Jour 5

- Café,thé ou infusion sans sucre ou avec édulcorant
- 1 tranche de pain complet (15 g)
- 5 g de beurre
- 100 g de fromage blanc nature 0 %
- Cocktail vitaminé (voir p. 105)

- Rondelles de tomates au vinaigre balsamique
- 1 cuisse de poulet grillée sans la peau
- 140 g de petits pois aux oignons cuits sans MG
- 100 g de faisselle nature 0 %

- Bouquets de chou-fleur + sauce crudités maison
- 150 g d'églefin au court-bouillon
- Purée de courgettes sans MG à la noix de muscade
- 1 yaourt nature 0 %

Jour 6

- Café,thé ou infusion sans sucre ou avec édulcorant
- 1 tranche de pain complet (15 g)
- 5 g de beurre
- 1 yaourt nature 0 %
- 2 kiwis

- Céleri râpé + sauce crudités maison
- 125 g de rôti de porc maigre sans MG + 1 c. à c. de moutarde
- Pois mange-tout aux herbes de Provence sautés sans MG
- 100 g de fromage blanc nature 0 %

- Carottes râpées au jus de citron
- 125 g d'aiguillettes de canard grillées sans MG
- Dés d'aubergine au curry poêlés sans MG
- 100 g de faisselle nature 0 %

Jour 7

- Café,thé ou infusion sans sucre ou avec édulcorant
- 1 tranche de pain complet (15 g)
- 5 g de beurre
- 1 petit-suisse nature 0 %
- Bavarois aux fruits (voir p. 109)

- Concombre en rondelles + sauce crudités maison
- Noix de saint-jacques poêlées sans MG
- Poivrons rouges grillés au basilic
- 100 g de fromage blanc nature 0 %

- Chou rouge émincé au vinaigre de framboise
- Omelette (2 œufs) à la ciboulette cuite sans MG
- Chou-fleur vapeur au paprika
- 1 yaourt nature 0 %

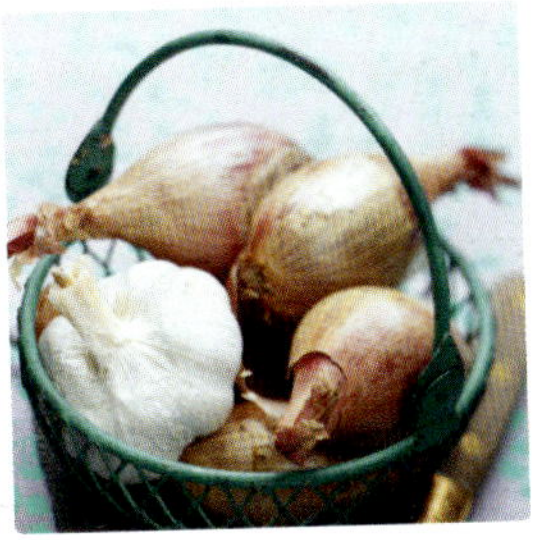

Les mauvaises graisses

Les acides gras trans et les graisses hydrogénées provoquent une augmentation du mauvais cholestérol dans le sang, et une diminution du bon cholestérol. Ces graisses sont présentes dans la plupart des préparations industrielles, et notamment les plus grasses : lisez les compositions, les biscuits en contiennent généralement. Ces mauvaises graisses entrent également dans la composition des charcuteries. 40 % du contenu global des charcuteries sont des « mauvaises graisses ». Risque cardio-vasculaire aggravé, prise de poids, autant de bonnes raisons pour lever le pied sur les acides gras trans et les graisses hydrogénées.

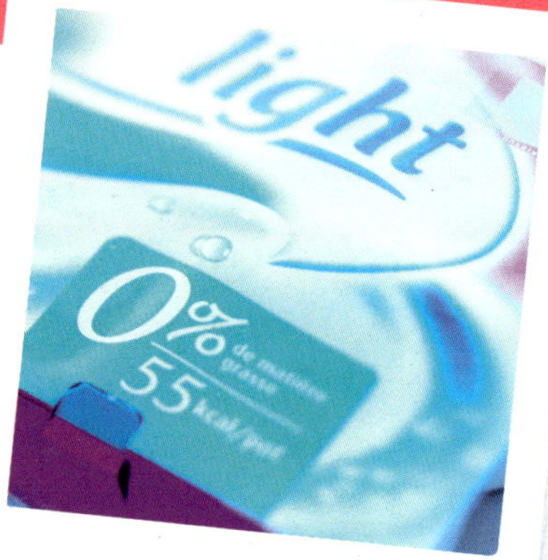

Mon coach et moi

Comment rattraper un écart ?

Vous avez grignoté un biscuit ? Vous sortez du restaurant et vous vous dites que votre repas était bien plus riche que d'habitude ? Surtout ne culpabilisez pas ! Ce n'est pas grave !

Bien entendu, il ne faut pas que cela se répète tous les deux jours... Mettez en place un système de récupération qui consiste à rembourser l'écart que vous venez de faire sur le repas suivant.

Les œufs et les yaourts peuvent vous sauver

Si vous avez eu un repas un peu extraordinaire un soir, il suffit de remplacer un des deux repas du lendemain ou d'un autre jour dès que vous le pouvez : prévoyez deux œufs durs sans le jaune, un yaourt à 0 % sans sucre et des crudités sans huile ou des légumes verts à l'eau à volonté, en quantité suffisante pour vous éviter d'avoir faim.
Le blanc d'œuf vous coupera l'appétit, le yaourt vous apportera la quantité suffisante de protéines, et les crudités vous rassasieront.

Pensez à anticiper vos écarts !

Il est possible d'utiliser cette méthode si vous prévoyez un repas auquel vous êtes invité, et qui ne sera pas forcément léger. Vous pouvez anticiper également le week-end : vous avez fait deux repas « normaux » en famille le samedi et le dimanche, remplacez deux déjeuners de la semaine par ce menu allégé.

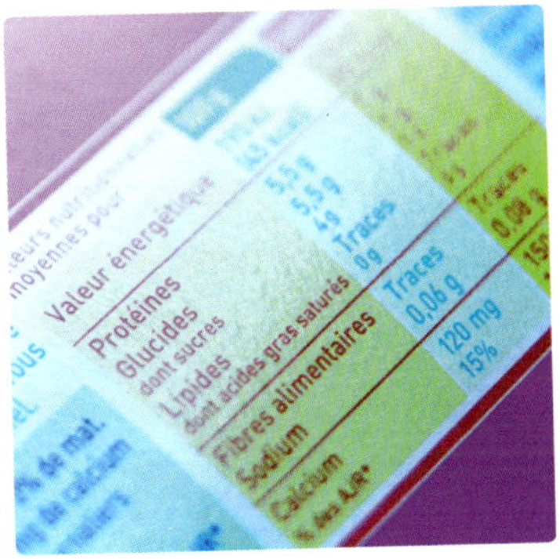

Mon coach et moi

Dois-je acheter des produits allégés ?

Les produits allégés alourdissent la note, pèsent sur votre budget et sont souvent un piège pour le consommateur.

Parce qu'ils sont allégés, on se donne l'autorisation d'en consommer plus, et nos papilles n'étant pas satisfaites, on se ressert car l'on recherche le goût originel du produit... Nous sommes en général très déçus.

Lisez les compositions, vous serez étonné

Un chocolat allégé contient le même nombre de calories qu'un chocolat traditionnel. La margarine n'est pas plus légère que le beurre : ces pâtes grasses sont composées la plupart du temps d'eau, d'huile végétale, de gélatine, de lactosérum, de beurre, d'amidon de manioc, et de beurre concentré ! Elles affichent entre 500 et 700 kcal pour 100 grammes ! Quant au beurre allégé, il s'agit d'une préparation à base de beurre, additionnée d'eau. Vous allez payer plus cher un produit émulsionné avec de l'eau !
Si vous adorez le beurre, il est donc préférable de vous faire plaisir avec le bon goût du produit authentique, mais en diminuant les quantités. Le conseil sera le même pour le chocolat.

Méfiez-vous du packaging et des allégations mensongères

Au rayon diététique, les fabricants rivalisent d'ingéniosité : vous trouverez ainsi des confiseries « sans matières grasses »... Or les bonbons n'ont jamais été réputés pour les quantités de graisses qu'ils contiennent... Ils sont surtout... sucrés !
Vous rencontrerez aussi des barres céréalières « diététiques ». Elles sont toutes très caloriques (100 à 200 kcal par barre), mais le fabricant joue sur le poids du produit. Une barre pèse environ 30 grammes, elle affiche donc un tout petit nombre de calories. Cela n'en reste pas moins un produit extrêmement sucré, qui calera une petite faim, puis vous donnera envie d'en manger une autre au bout d'une heure...

Lisez les compositions !

Dans la plupart des produits allégés, on remplace une certaine quantité du produit d'origine par une vague préparation peu appétissante : farine, sel, eau... Ainsi, un jambon de dindonneau sera peut-être moins calorique qu'une tranche de jambon traditionnel, mais il sera beaucoup plus salé.

CONFORT 1 400 kcal/jour

	Jour 1	Jour 2	Jour 3	Jour 4
Petit déjeuner	• Café, thé ou infusion sans sucre ou avec édulcorant • 2 tranches de pain complet (30 g) • 10 g de beurre • 2 petits-suisses nature 0 % • 130 g de litchis	• Café, thé ou infusion sans sucre ou avec édulcorant • 2 tranches de pain complet (30 g) • 10 g de beurre • 150 ml de lait écrémé • 1 pomme	• Café, thé ou infusion sans sucre ou avec édulcorant • 2 tranches de pain complet (30 g) • 10 g de beurre • 1 yaourt nature 0 % de MG • 1 poire	• Café, thé ou infusion sans sucre ou avec édulcorant • 2 tranches de pain complet (30 g) • 10 g de beurre • 150 ml de lait écrémé • 3 prunes
Déjeuner	• Salade de betteraves rouges râpées crues + sauce vinaigrette allégée maison • 2 œufs à la coque • Chou-fleur vapeur • 100 g de quinoa cuit sans MG • 100 g de fromage blanc nature 0 % • ½ mangue	Dés de concombre à la ciboulette + sauce vinaigrette allégée maison • 1 cuisse de poulet grillée aux herbes de Provence • Tomates braisées sans MG • 100 g de riz basmati cuit sans MG • 100 g de fromage blanc nature 0 % • 250 g de fraises	• Bâtonnets de carotte + sauce vinaigrette allégée maison • 150 g de filet de cabillaud vapeur • Épinards poêlés sans MG à l'ail • 20 g de parmesan • 65 g de raisin noir • 1 tranche de pain (15 g)	• Laitue romaine + sauce vinaigrette allégée maison • 200 g de côtes d'agneau premières découennées dégraissées grillées sans MG aux herbes de Provence • Lanières de poivrons poêlées sans MG au basilic • 100 g de lentilles cuites sans MG • 30 g de camembert • 2 kiwis • 15 g de pain
Dîner	• Laitue romaine + sauce vinaigrette allégée maison • 150 g de raie aux câpres à la vapeur • Poireaux braisés sans MG • 30 g de camembert • 3 prunes • 1 tranche de pain (15 g)	• ½ avocat + sauce vinaigrette allégée maison • 150 g d'aiguillettes de dinde grillées sans MG avec 1 c. à s. de moutarde • Carottes vapeur persillées • 20 g d'emmental • ½ mangue • 1 tranche de pain (15 g)	• ½ avocat + sauce vinaigrette allégée maison • 125 g de filet de porc grillé sans MG • Fenouil poêlé sans MG avec 1 c. à s. de sauce soja • 100 g de coquillettes cuites sans MG • 2 petits-suisses nature 0 % • 1 compote de fruits sans sucres ajoutés	• Gaspacho léger • 130 g de jambon blanc découenné dégraissé • Dés de potiron poêlés avec 1 c. à c. d'huile d'olive et au cumin • 100 g de fromage blanc nature 0 % • ½ banane

Menus types

Jour 5	Jour 6	Jour 7
• 1 boisson chaude sans sucre • 2 tranches de pain complet (30 g) • 10 g de beurre • 1 yaourt nature 0 % • 70 g de raisin blanc	• Café, thé ou infusion sans sucre ou avec édulcorant • 30 g de pain complet • 10 g de beurre • 100 g de fromage blanc 0 % • 1 pomme	• Café, thé ou infusion sans sucre ou avec édulcorant • 2 tranches de pain complet (30 g) • 10 g de beurre • 100 g de fromage blanc 0 % • 70 g de raisin blanc
• Céleri râpé + sauce vinaigrette allégée et maison • Aubergine farcie au thon (voir p. 86) • 125 g de pommes de terre vapeur • 20 g d'emmental • 250 g de fraises • 15 g de pain	• Chou rouge émincé + sauce vinaigrette allégée maison • 125 g d'aiguillettes de canard grillées sans MG au curry • Poireaux vapeur • 30 g de camembert • 2 kiwis • 15 g de pain	• Salade de billes de légumes (voir p. 121) • 200 g de côtes de veau maigres grillées sans MG aux échalotes et au jus de citron • Rondelles de carottes poêlées sans MG au paprika et cumin • 20 g de parmesan • 1 poire • 15 g de pain
• Radis roses à la croque au sel • 150 g de filets de lotte grillés sans MG au coulis de tomate • Brocolis braisés avec 1 c. à c. d'huile d'olive • 2 petits-suisses nature 0 % • 140 g de figues fraîches	• 140 g de cœurs de palmier + sauce vinaigrette allégée maison • 125 g de filets de maquereaux grillés sans MG • 270 g de salsifis poêlés sans MG avec une sauce à la moutarde (50 g de fromage blanc nature 0 % + 1 c. à c. de moutarde) • 100 g de boulgour cuit sans MG • 1 orange givrée (voir p. 175)	• 100 g de topinambours + sauce vinaigrette allégée maison • 75 g de viande des Grisons • Chou chinois sauté au gingembre sans MG au wok • 100 g de blé cuit sans MG • 1 yaourt nature 0 % • 140 g de figues fraîches

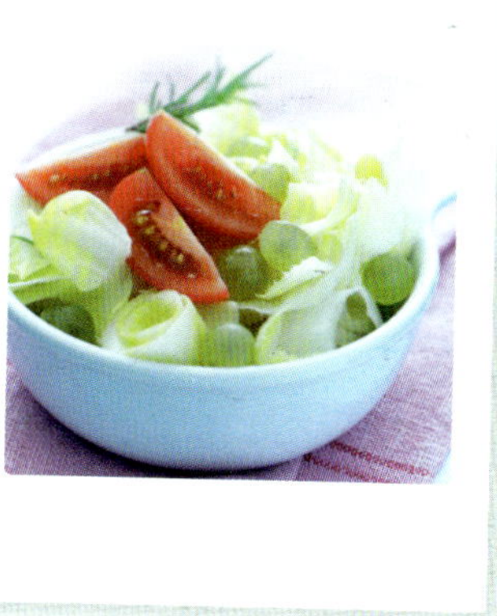

Une tarte salée, une salade verte

Le menu « tarte salée, salade verte » plaît souvent aux femmes qui en sont grandes consommatrices pour le déjeuner. Elles considèrent à tort qu'il s'agit d'un repas plus frugal qu'une part de pizza. En réalité, le nombre de calories est à peu près identique. Comptez environ 230 kcal pour une part de pizza, et une moyenne de 241 kcal pour une part de tarte ou une quiche. Si vous achetez une tarte aux légumes, lisez attentivement les étiquettes : certaines contiennent très peu de légumes et sont extrêmement grasses.

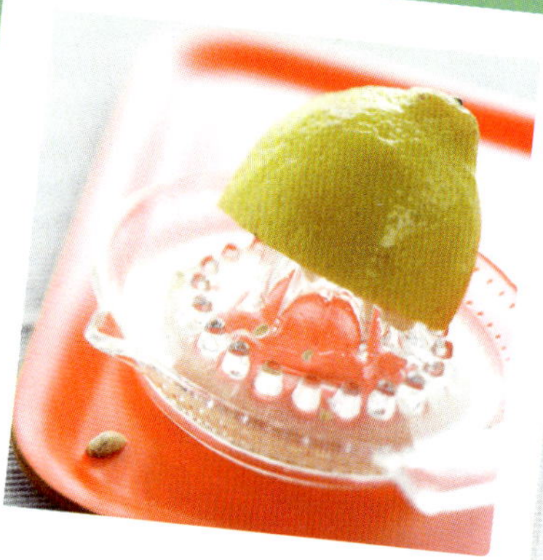

Mon coach et moi

Quelles sont les boissons autorisées ?

Les boissons peuvent être un piège !

Les boissons sucrées ou alcoolisées peuvent être un piège, car on n'a pas l'impression de manger réellement, mais on absorbe une quantité de calories très importante : par exemple, lorsque vous buvez un verre de soda, vous absorbez environ 50 kcal par verre, soit l'équivalent de presque trois morceaux de sucre !

Souvenez-vous qu'un verre de vin contient 70 à 100 kcal, et qu'un whisky vous en apporte environ 230 !

On a beaucoup stigmatisé les sodas, mais méfiez-vous également des jus de fruits qui vous offrent l'équivalent de deux à trois morceaux de sucre par verre.

Mieux vaut consommer des fruits frais en suivant le rythme des saisons : ils sont naturels, et ils se dégustent lentement. Ils vous apporteront une bonne sensation de satiété, tandis qu'un verre de jus de fruits est très vite avalé.

Astuces pour égayer vos boissons

Dans le cadre de votre régime, seules sont autorisées les boissons qui ne contiennent pas de sucre ou d'alcool : eaux minérales, eau du robinet, infusions, décoctions, et certains sodas light tels que le cola light.

On peut éventuellement, pour changer le goût, verser quelques gouttes de citron dans l'eau, ou opter pour les eaux aromatisées naturellement au jus de citron, avec une feuille de menthe ou de l'antésite...

Les boissons gazeuses non sucrées ont un inconvénient : elles peuvent provoquer des ballonnements.

Si vous aimez l'eau de cuisson des légumes, ne vous privez pas : ce bouillon peut être très utile pour couper l'appétit.

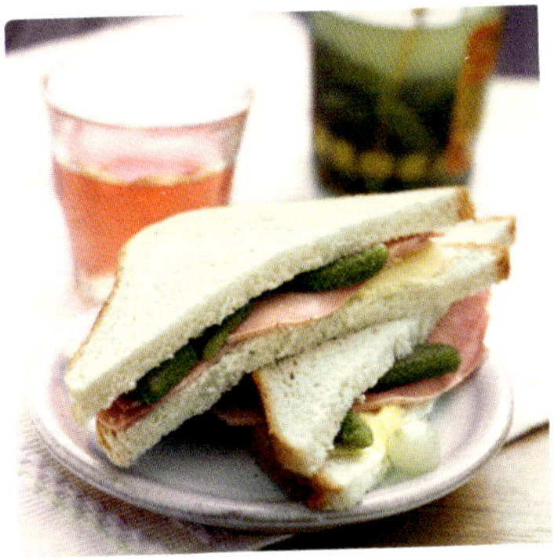

Mon coach et moi

Menu sandwich

Je déjeune sur le pouce, que puis-je manger ? Contrairement aux idées reçues, il est possible de déjeuner d'un sandwich ou d'une pizza sans faire forcément une entorse à son régime. Encore faut-il savoir choisir le sandwich adapté.

• Si vous optez pour un sandwich, préférez les formules simples : 60 grammes de pain + 2 tranches de jambon + laitage (sauf si déjà dans le sandwich) ou 75 grammes de fromage ou une tranche de saumon, ou encore 90 grammes de thon au naturel. Vous pouvez y ajouter des tomates, des feuilles de salade ou un jus de citron, mais pas de matière grasse comme le beurre, la margarine ou l'huile d'olive. Il est donc préférable de préparer son sandwich soi-même à l'avance. Sinon, vous pouvez demander dans une boulangerie qu'on vous en prépare un selon votre recette. Ajoutez à ce repas un fruit, indispensable pour augmenter votre ration de fibres et atteindre la satiété.

• Dans un fast-food, le choix le plus raisonnable sera : un cheeseburger + une petite salade de crudités + un fruit, ou 6 beignets de poulet + une salade sans huile, et un fruit. La sauce est toujours à part dans les fast-foods, c'est un avantage. Ce ne sont pas les burgers à la viande dont il faut se méfier dans les fast-foods, mais plutôt les ingrédients périphériques comme les frites, les boissons sucrées, les sauces. Un cheeseburger équivaut à 320 kcal, auquel on ajoutera un fruit (80 kcal). Veillez à compléter avec une boisson légère : cola light, ou eau minérale.

• Pour un repas quiche ou pizza, le choix est un peu plus délicat. En effet, ces produits ont une grande valeur énergétique, donc, pour suivre votre régime, il vous faudra réduire considérablement la portion, et vous risquez d'avoir faim en cours d'après-midi. Si vous commandez une pizza, demandez au restaurateur de ne pas mettre trop de fromage, et évitez de manger le pourtour de la pâte, qui représente une portion de pain supplémentaire.

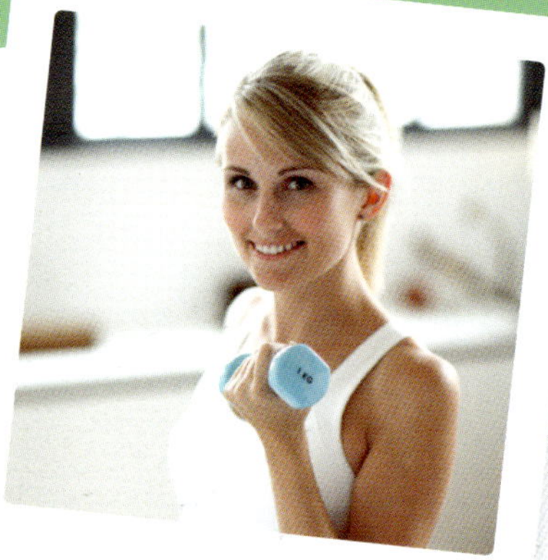

Quels exercices physiques pratiquer pendant mon régime ?

Il est en effet important de pratiquer un exercice physique régulier afin de solliciter les muscles. Les massages réalisés par un kinésithérapeute peuvent être également très bénéfiques.

Voici quelques exercices à réaliser quotidiennement :

Pour raffermir les fessiers
Mettez un manche à balai sur vos épaules, et tenez-vous bien droit. Vérifiez dans une glace que votre dos est parfaitement rectiligne. Abaissez les fesses en les tendant bien à l'extérieur, jusqu'à ce que les cuisses soient à l'horizontale avec le sol. Faites dix séries.

Pour retendre la peau derrière les bras
Remplissez une bouteille d'eau minérale : vous voilà équipé d'un haltère. Tenez-le fermement, et passez une main derrière la nuque, puis tendez le bras verticalement en forçant au moment de l'extension maximale. Rabaissez le bras, puis retendez-le. Réalisez cet exercice dix fois en répétant cette série trois fois de suite, et changez de bras.

Pour effacer les bourrelets de la taille
Asseyez-vous sur une chaise, et placez un manche à balai sur vos épaules. Puis relevez la tête bien droite, et, sans bouger les épaules, essayez d'aller de droite à gauche avec la taille.

Pour tonifier l'arrière des cuisses
Placez-vous à quatre pattes, tendez bien la tête en avant, levez une jambe, puis tendez-la le plus loin possible. Réalisez cet exercice dix fois, et faites trois séries avec chaque jambe.

Mon coach et moi

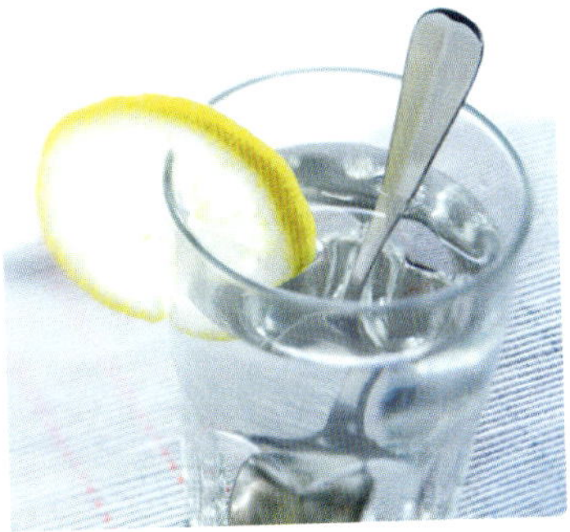

Mon coach et moi

Je suis constipé, comment faire ?

Le fait de changer d'alimentation entraîne parfois une constipation passagère, et on pourrait penser que cela joue énormément sur la courbe de poids.

Contrairement aux idées reçues, la constipation n'est pas un facteur très perturbant dans un régime. En effet, le poids moyen des selles est de 150 à 200 grammes par jour, ce qui ne représente pas une masse suffisamment importante pour justifier l'arrêt d'un amaigrissement : si l'aiguille de votre balance refuse de bouger, il ne faut donc pas le mettre sur le compte de la constipation.

En revanche, la constipation provoque des sensations désagréables au niveau de l'abdomen, alors qu'on aimerait se sentir léger grâce au régime !

Afin de lutter contre la constipation, nous vous conseillons de boire suffisamment tous les jours et particulièrement de l'eau riche en magnésium ; de bien consommer la ration de légumes qui est proposée ; de prendre votre temps pour manger (20-25 minutes) et de bien mastiquer les aliments.
Vous pouvez également favoriser la consommation de produits complets (pain, pâtes, riz, céréales petit déjeuner complètes...).
N'oubliez pas qu'une activité physique régulière favorise un bon transit.
Vous pouvez aussi utiliser des petites astuces qui fonctionnent de temps en temps ; comme par exemple boire un grand verre d'eau glacée à jeun le matin, ou encore utiliser les tisanes qui sont en vente libre dans les pharmacies et peuvent parfois rendre service.
Occasionnellement, vous pouvez remplacer 1 fruit de votre journée par 3 pruneaux.
Enfin, nous vous recommandons de vous présenter à la selle à heures régulières tous les jours.
Si votre constipation persiste, n'hésitez pas à consulter votre médecin traitant.

BOOSTER 900 kcal/jour

	Jour 1	Jour 2	Jour 3	Jour 4
Petit déjeuner	• Café, thé ou infusion sans sucre ou avec édulcorant • 1 tranche de pain complet (15 g) • 5 g de beurre • 2 petits-suisses nature 0 %	• Café, thé ou infusion sans sucre ou avec édulcorant • 1 tranche de pain complet (15 g) • 5 g de beurre • 150 ml de lait écrémé • 1 poire	• Café, thé ou infusion sans sucre ou avec édulcorant • 1 tranche de pain complet (15 g) • 5 g de beurre • 1 yaourt nature 0 % • 2 kiwis	• Café, thé ou infusion sans sucre ou avec édulcorant • 1 tranche de pain complet (15 g) • 5 g de beurre • 150 ml de lait écrémé • 1 pomme
Déjeuner	• Pamplemousse au fromage blanc et crevettes (voir p. 85) • Blettes braisées sans MG avec 50 g de bœuf haché à 5 % de MG • 1 kiwi	• Carottes râpées + sauce crudités maison • 200 g de côtes de veau maigres grillées sans MG • Courgettes vapeur au curry • 100 g de fromage blanc nature 0 %	• 100 g de betterave crue râpée au vinaigre de framboise • 1 escalope de poulet au curry grillée sans MG • Haricots verts vapeur • 100 g de faisselle nature 0 %	• Fenouil cru émincé + sauce crudités maison • 200 g de côtes d'agneau premières découennées dégraissées cuites sans MG • 140 g de petits pois cuits sans MG aux oignons • 1 yaourt nature 0 %
Dîner	• ½ avocat + sauce crudités maison • 100 g de jambon sec dégraissé • Tomates poêlées sans MG aux herbes de Provence • 100 g de fromage blanc nature 0 %	• ½ avocat au jus de citron et à l'échalote • Calmars à l'italienne (voir p. 94) • Rondelles d'aubergine poêlées sans MG • 2 petits-suisses nature 0 %	• 140 g de cœurs de palmier + sauce crudités maison • 150 g de filet de cabillaud au court-bouillon • Épinards cuits sans MG à l'oseille • 2 petits-suisses nature 0 %	• Lanières de poivrons au vinaigre balsamique • 8 bâtonnets de surimi • Dés d'aubergine grillés sans MG au cumin • 100 g de fromage blanc nature 0 %

Jour 5

- Café, thé ou infusion sans sucre ou avec édulcorant
- 1 tranche de pain complet (15 g)
- 5 g de beurre
- 1 yaourt nature 0 %

- Laitue romaine + sauce crudités maison
- Filet de merlan au court-bouillon + jus de citron
- Carottes braisées sans MG
- 100 g de faisselle nature 0 %

- Dés de tomate au vinaigre de vin
- Rillettes de thon diététiques (voir p. 122) à tartiner sur des rondelles de courgette crue
- 1 petit-suisse 0 %
- 3 quetsches

Jour 6

- Café, thé ou infusion sans sucre ou avec édulcorant
- 1 tranche de pain complet (15 g)
- 5 g de beurre
- 150 ml de lait écrémé
- 1 poire

- Radis roses à la croque au sel
- 150 g d'aiguillettes de dinde grillées sans MG et moutarde
- Émincé de fenouil braisé sans MG au coulis de tomate
- 2 petits-suisses nature 0 %

- Émincé de chou blanc + sauce crudités maison
- Noix de saint-jacques aux échalotes poêlées sans MG
- Julienne de légumes poêlée sans MG
- 100 g de fromage blanc nature 0 %

Jour 7

- Café, thé ou infusion sans sucre ou avec édulcorant
- 1 tranche de pain complet (15 g)
- 5 g de beurre
- 100 g de fromage blanc nature 0 %
- 1 nectarine

- Tomates en rondelles au persil et au vinaigre de cidre
- 125 g de pavé de saumon grillé sans MG à l'aneth
- Chou chinois braisé sans MG
- 2 petits-suisses nature 0 %

- Laitue romaine + sauce crudités maison
- Tomates farcies à la chair à saucisse maison (voir p. 142)
- 100 g de faisselle nature 0 %

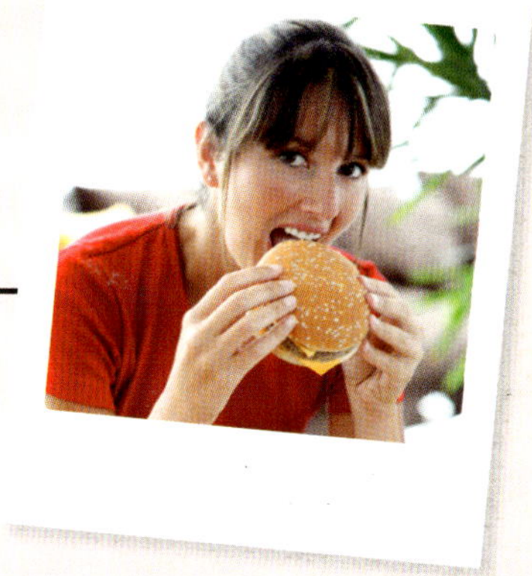

Combien de calories dans un sandwich ?

D'un sandwich à l'autre, les différences peuvent être importantes. Lisez les étiquettes !

Un sandwich Sodebo « classic pain complet thon crudités » : 374 kcal

Un sandwich pain de mie jambon fromage Lina's : 510 kcal

Un sandwich pain complet jambon emmental Daunat : 449 kcal

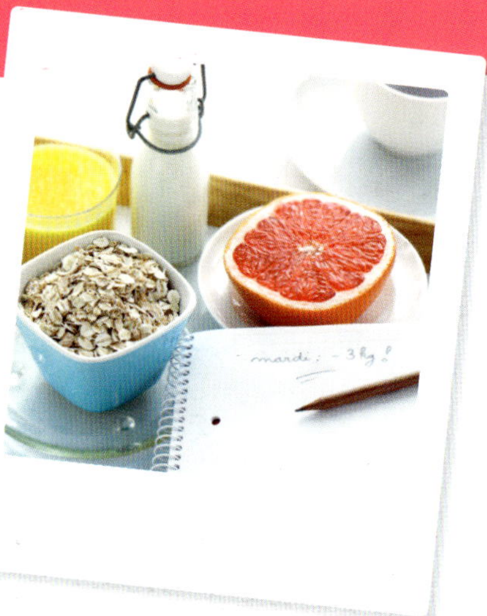

Mon coach et moi

Dois-je contrôler l'index glycémique des aliments ?

Un index glycémique élevé correspond à une diffusion rapide du glucose (sucre) dans le sang. Inversement, un index glycémique bas équivaut à une diffusion lente et progressive du glucose dans le sang.

Classification de l'index glycémique

Index glycémique élevé	=	index glycémique > 75
Index glycémique moyen	=	50 < index glycémique < 74
Index glycémique faible	=	index glycémique < 50

Les aliments à index glycémique bas sont souvent mis sur un piédestal dès qu'il s'agit de régime, car ils permettraient de nous rassasier plus efficacement et sur une plus longue période.
Par exemple, si je mange un plat de pâtes (sucres lents), je serai plus longtemps rassasié que si j'avais mangé une portion équivalente de biscuits (sucres rapides).
Malheureusement, toutes les études n'ont pas réussi à démontrer que cette hypothèse soit totalement fiable au point de considérer que ce soit un facteur essentiel dans la perte de poids.

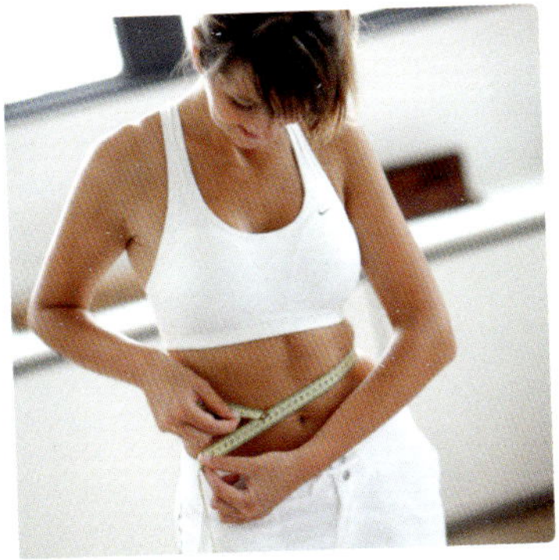

Mon coach et moi

IMC, balance, tour de taille, que doit-on mesurer ?

Votre IMC est une première indication fiable, mais ce n'est pas la seule

Parmi tous les moyens d'évaluer notre corpulence, retenons une mesure très simple : l'IMC, c'est-à-dire notre indice de masse corporelle.
L'IMC est le rapport du poids du corps (en kilogrammes) sur le carré de la taille (en mètres). Exemple : une femme qui mesure 1,58 mètre et pèse 60 kilogrammes a un IMC de 60 ÷ (1,58 x 1,58) = 24,03. Or, chez les individus en bonne santé, il doit être compris entre 19 et 25. L'IMC est fiable pour les adultes de 20 à 65 ans, mais ne doit pas être utilisé pour les femmes enceintes ou qui allaitent, les athlètes ou les personnes très musclées. Le poids que vous visez doit bien sûr se situer dans la norme admise pour votre taille.

Il n'y a pas que votre poids qui compte

Votre poids n'est pas l'indicateur unique de vos progrès. Comme notre corps est composé en moyenne de 65 à 70 % d'eau, il suffit que vous ayez mangé trop salé un jour, que vous ayez trop bu, que les variations climatiques soient importantes, que vous preniez un médicament qui contienne du sel pour obtenir, sur la balance, des résultats qui vont soit vous exalter soit vous déprimer. Il faut donc utiliser votre pèse-personne de façon parcimonieuse, c'est-à-dire une fois par semaine.

Mesurez-vous !

Pour limiter les erreurs, nous allons utiliser autre chose, soit des mesures corporelles : votre tour de taille, en prenant comme repère le nombril et sans serrer le centimètre. Vous allez aussi prendre la mesure de votre poignet, le tour de votre cuisse (à mi-chemin entre le genou et l'os de la hanche) et le tour de votre biceps qui seront de bonnes appréciations du rapport graisse/muscles. Répétez ces quatre mesures chaque semaine, en même temps que la pesée, pour corriger toutes les erreurs possibles.

CONFORT 1 400 kcal/jour

	Jour 1	Jour 2	Jour 3	Jour 4
Petit déjeuner	• Café, thé ou infusion sans sucre ou avec édulcorant • 2 tranches de pain complet (30 g) • 10 g de beurre • 2 petits-suisses nature 0 % • 2 kiwis	• Café, thé ou infusion sans sucre ou avec édulcorant • Porridge aux raisins secs (voir p. 183)	• Café, thé ou infusion sans sucre ou avec édulcorant • 2 tranches de pain complet (30 g) • 10 g de beurre • 1 yaourt nature 0 % • 65 g de raisin noir	• Café, thé ou infusion sans sucre ou avec édulcorant • 2 tranches de pain complet (30 g) • 10 g de beurre • 2 petits-suisses nature 0 % • 200 g de groseilles
Déjeuner	• 140 g de fonds d'artichaut • Sauce vinaigrette allégée maison • Blancs de poulet au confit d'échalotes (voir p. 89) • Blettes persillées à la vapeur • 1 yaourt nature 0 % • 1 poire • 15 g de pain complet	• Asperges vertes + sauce vinaigrette allégée maison • 125 g d'onglet de bœuf grillé sans MG aux herbes de Provence • Haricots verts persillés poêlés sans MG • 25 g de bleu d'Auvergne • 200 g de groseilles • 15 g de pain complet	• Céleri râpé + sauce vinaigrette allégée maison • 150 g d'aiguillettes de dinde grillées sans MG avec 1 c. à s. de moutarde • Brochettes de légumes du soleil (voir p. 93) • 20 g d'abondance de Savoie • 140 g de figues fraîches • 15 g de pain complet	• Fenouil émincé + sauce vinaigrette allégée maison • 150 g de pintade cuite sans MG aux oignons • 140 g de petits pois cuits sans MG • 100 g de polenta cuite sans MG • 1 yaourt nature 0 % • 1 poire
Dîner	• Salade verte + sauce vinaigrette allégée maison • Omelette à la ciboulette cuite sans MG (2 œufs) • Brocolis vapeur • 125 g de pommes de terre sautées persillées aillées sans MG • 20 g d'abondance de Savoie • 65 g de raisin noir	• Rondelles de radis noir à la croque au sel avec 10 g de beurre • Cassolette de moules au curcuma (voir p. 141) • Rondelles de carotte braisées au cumin • 65 g de semoule fine cuite sans MG • 150 g d'ananas frais	• Raïta de concombres (voir p. 114) • 100 g de jambon sec dégraissé • Purée de potiron à la noix de muscade avec 1 c. à s. de crème allégée à 3 % de MG • 40 g de pain complet • ½ banane	• Salade verte et ses boulettes de chèvre frais à la ciboulette (voir p. 138) + sauce vinaigrette allégée maison • Filet de merlan cuit sans MG + 1 c. à s. de coulis de tomate nature • Chou-fleur vapeur à la noix de muscade • 2 kiwis • 1 tranche de pain complet (15 g)

Jour 5	Jour 6	Jour 7
• Café, thé ou infusion sans sucre ou avec édulcorant • 2 tranches de pain complet (30 g) • 10 g de beurre • 150 ml de lait écrémé • 3 quetsches	• Café, thé ou infusion sans sucre ou avec édulcorant • 2 tranches de pain complet (30 g) • 10 g de beurre • 1 yaourt nature 0 % • 1 poire	• Café, thé ou infusion sans sucre ou avec édulcorant • 2 tranches de pain complet (30 g) • 10 g de beurre • 2 petits-suisses nature 0 % • ½ mangue
• Carottes râpées + sauce vinaigrette allégée maison • Foie de veau aux oignons (voir p. 167) • Épinards aillés poêlés sans MG • 140 g de figues fraîches • 1 tranche de pain complet (15 g)	• Radis noir + sauce vinaigrette allégée maison • 125 g de saumon cuit sans MG au four • Fenouil en julienne poêlé sans MG • 100 g de tagliatelles cuites sans MG • 100 g de fromage blanc nature 0 % • ½ banane	• Chou blanc émincé + 60 g de filet de bacon + 20 g de dés d'emmental + sauce vinaigrette allégée maison • Petits farcis niçois (voir p. 163) • 150 g d'ananas
• 140 g de fonds d'artichaut + sauce vinaigrette allégée maison • 125 g de filet mignon de porc grillé sans MG déglacé avec 1 c. à s. de sauce soja • Chou chinois sauté sans MG avec 1 c. à c. de sauce soja • 100 g de riz cuit sans MG • 1 yaourt nature 0 % • 150 g d'ananas	• Asperges vertes + sauce vinaigrette allégée maison • 125 g d'escalope de veau grillée sans MG • Dés de potiron vapeur au cumin • 40 g de chèvre frais • 65 g de raisin noir • 1 tranche de pain complet (15 g)	• Bâtonnets de carotte + sauce vinaigrette allégée maison • 125 g de sardines grillées au thym sans MG • Haricots verts et poivrons poêlés sans MG • 1 yaourt nature 0 % • 3 quetsches • 1 tranche de pain complet (15 g)

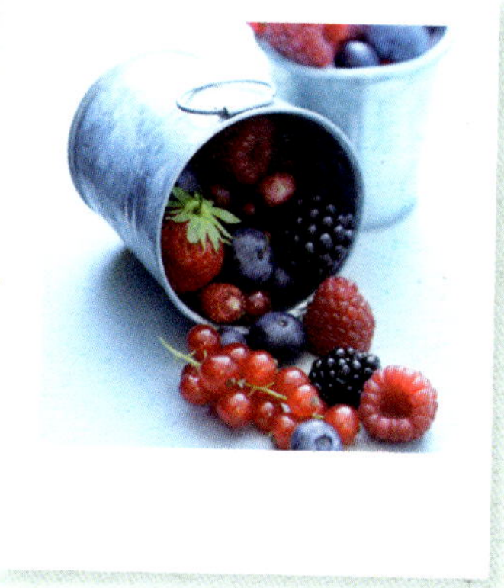

L'ordre de la composition est important !

Saviez-vous que la composition d'un aliment est rédigée selon un ordre précis ? En effet, le fabricant est obligé d'indiquer dans l'ordre d'importance les différents ingrédients. Ainsi, une composition qui commence par : « sirop de glucose, abricots... » signifie qu'il y a d'abord du sucre, et ensuite des abricots... En revanche, si la composition débute ainsi : « abricots, sirop de glucose », le contenu est totalement différent pour votre ligne : il y a plus de fruits !

Ne vous laissez pas influencer par les inscriptions inscrites en gros sur l'emballage, du type « riche en fruits », seul l'ordre de la composition compte.

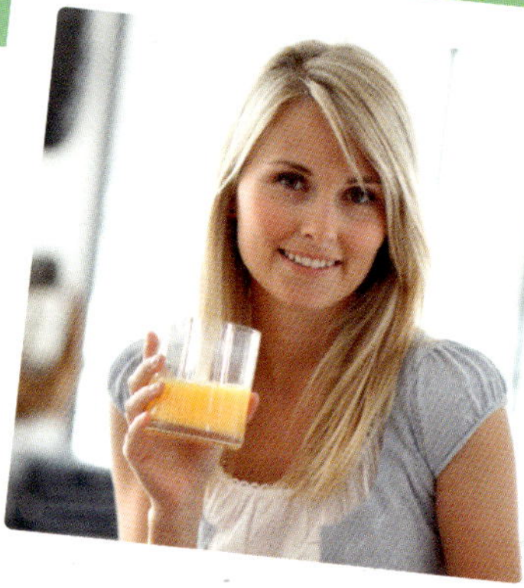

Mon coach et moi

Je me fais piéger par le contenu de mes placards...

Vous êtes seul chez vous, et vous tournez en rond dans la cuisine, très tenté d'ouvrir vos placards qui contiennent de nombreux aliments savoureux, mais trop riches ?

Impossible d'entamer un régime sans repenser le contenu de ses placards : vous allez au-devant de difficultés si vous n'y songez pas. Lorsqu'on restreint son alimentation, on peut être sujet aux pulsions.

Remplissez vos placards d'aliments autorisés
Il est nécessaire d'avoir d'avance des laitages à 0 %, des conserves de légumes nature, des viandes maigres surgelées. Pensez également à avoir toujours des œufs dans votre réfrigérateur pour les éventuels rattrapages d'écarts. Achetez de préférence des fromages en portions : chacune pèse 25 à 30 grammes, ce qui est la ration autorisée. Vous saurez ainsi parfaitement ce que vous avez consommé si vous craquez.

Ayez toujours des fruits pour vos desserts
Si vous n'avez pas le temps de faire les courses tous les jours, leur conservation peut s'avérer compliquée, mais vous pouvez contourner le problème en les faisant cuire sans sucre, et en les agrémentant d'épices à votre convenance. Vous pouvez aussi acheter des compotes non sucrées, ou édulcorées ou de temps en temps, des fruits en conserve en se limitant à 100 g par portion et sans consommer le jus.

Quant aux biscuits des enfants...
Il est plus facile de ne rien garder de tentant dans ses placards lorsqu'on est célibataire, ou lorsqu'on n'a pas d'enfants. Si vous avez une famille, voici quelques astuces :
• Réservez un placard ou vous rangerez les aliments autorisés. Vous acquerrez ainsi le réflexe de n'aller chercher que dans un seul endroit lorsqu'une fringale vous saisira.
• Choisissez une marque de biscuits dont vous savez par avance qu'elle ne vous tentera pas. S'il vous est impossible de résister devant un pot de pâte à tartiner au chocolat, n'en achetez pas pendant la période de votre régime.

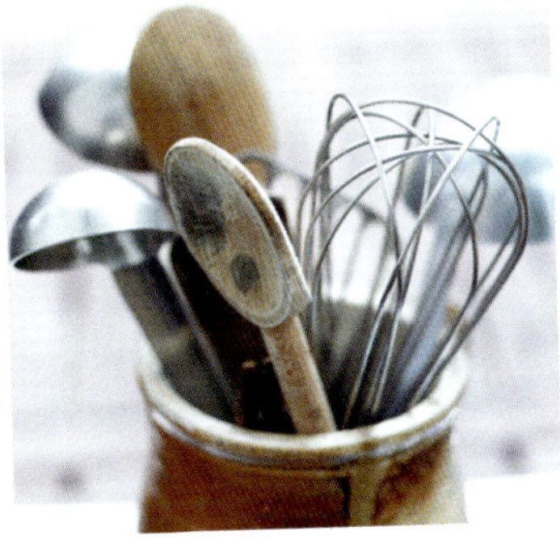

Mon coach et moi

Je n'aime pas cuisiner

Le fait de ne pas aimer cuisiner, ou de ne pas avoir le temps peut en effet vous poser problème si vous avez l'habitude de systématiquement avoir recours à des plats industriels : ils sont souvent plus gras, plus salés ou plus sucrés que les plats confectionnés à la maison.

Mais si vous vous obligez à cuisiner alors que vous n'aimez pas du tout rester derrière les fourneaux, vous allez craquer, et lâcher rapidement vos bonnes résolutions car elles sont trop éloignées de vos habitudes quotidiennes. Pour trouver un juste milieu entre la junk food et les petits plats que l'on mitonne toute la matinée, l'astuce consiste à remplir ses placards d'aliments tout prêts, mais « bruts ». J'entends par aliments « bruts », des produits dont la présentation industrielle nous simplifie grandement la vie, mais qui n'ont pas été cuisinés ni transformés.

Remplissez votre congélateur de légumes tout prêts
Par exemple, des courgettes en rondelles, des haricots verts déjà prêts, de la soupe en galets sans aucun additif, etc.

Équipez-vous d'un cuit-vapeur
Le cuit-vapeur présente un avantage pour ceux qui détestent cuisiner : vous ouvrez le sachet de légumes « bruts », vous jetez le contenu dans le cuit-vapeur, vous tournez le bouton du minuteur, et c'est tout. Vous pouvez vaquer à vos occupations.

Apprenez à donner du goût facilement et sans trop de calories en utilisant :
- toutes les épices existantes ;
- toutes les herbes fraîches ou sèches existantes ;
- ail, oignon, échalote ;
- de la sauce soja ;
- de la moutarde : 1 c. à c. ;
- du coulis de tomate nature sans ajout de matières grasses ;
- du fond de veau ou fumet de poisson : 1 c. à c. diluée ;
- des cubes de bouillon de poulet, de bœuf, de légumes dégraissés ;
- du vinaigre au choix ;
- du jus de citron ;
- de temps en temps une cuillerée de crème allégée à 3 ou 5 % MG.

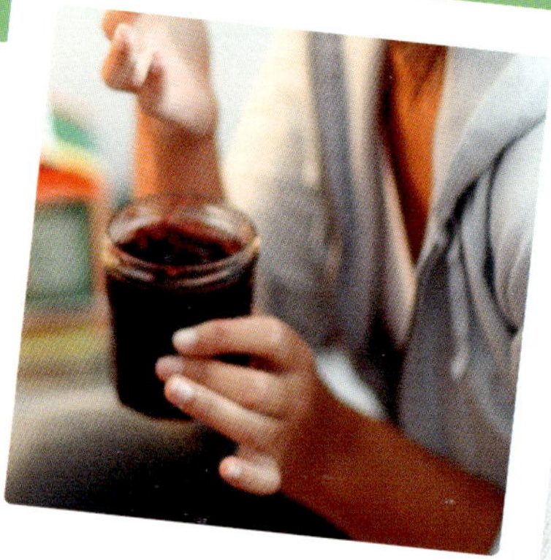

Mon coach et moi

Je suis accro au sucré, comment m'en débarrasser ?

Vous pouvez alléger vos repas en sucres pour votre santé et pour votre ligne, mais vous ne réussirez pas à supprimer complètement votre amour du sucre... Mieux vaut chercher à jouer sur les équivalences, vous pourrez ainsi continuer à suivre ces conseils après votre régime, et ne pas regrossir.

Dans les menus proposés, utilisez autrement vos portions de féculents du soir, fromage et huiles

Les féculents, le fromage et l'huile de vos crudités sont une sorte de « crédit » gras et sucré. Si vous les enlevez, vous pouvez utiliser ce crédit autrement, par exemple en vous offrant une part de tarte aux pommes. Pour que le régime soit à votre goût sans pour autant augmenter le nombre de calories, vous pouvez utiliser les équivalences plaisir proposées dans la liste p. 197.

Ajoutez du chocolat dans vos menus

L'astuce est la même : vous utilisez votre « crédit » matières grasses autrement. Vous supprimez les matières grasses autorisées dans votre régime, et vous les remplacez par du chocolat. Ne vous cassez pas la tête, chocolat au lait ou chocolat noir valent exactement la même chose. Vous pouvez, en fait, prendre huit carrés de chocolat, soit 40 grammes de chocolat par jour, si vous supprimez les matières grasses. Vous pouvez manger quatre carrés dans l'après-midi, et quatre dans la soirée, ou les huit d'un seul coup, à votre guise !

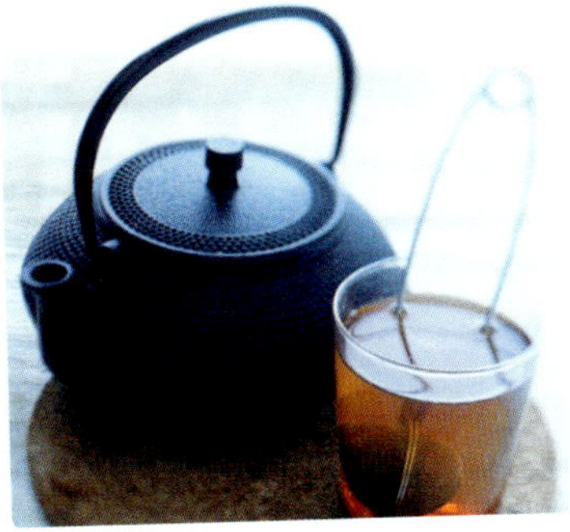

Mon coach et moi

Peut-on prendre un encas quand on a faim ?

Vous avez faim ? C'est normal ! La faim est un signe de bonne santé ! Il est normal d'avoir faim dans le cadre d'un régime. Il est également normal d'avoir faim en sortant de table, car les signaux de satiété parviennent au cerveau avec un décalage de cinq à six minutes.

Si la sensation persiste, je vous recommande d'adopter une stratégie progressive :

Tout d'abord, buvez
Du thé, de l'eau aromatisée sans sucres...

Si vous avez encore faim, commencez par prendre un encas très léger
Des bâtonnets de crudités, un yaourt à 0 % voire un fruit.

Sachez vous écouter
Si vous avez faim tous les jours à la même heure (par exemple, vers 17 heures), mieux vaut prévoir un encas raisonnable, plutôt que d'essayer de lutter quotidiennement contre votre faim. Vous pouvez par exemple « prélever un aliment » de votre menu du soir (le fruit, le morceau de fromage, les carrés de chocolat) et les consommer à 17 heures plutôt qu'à 19 ou 20 heures. Vous vous apercevrez qu'une fois votre faim satisfaite à l'heure de l'encas, vous mangerez plus modérément le soir au souper.

Ne confondez pas encas et grignotage !
Si vous vous autorisez un encas, fixez l'heure de votre pause en fonction de ce que réclame votre organisme, mais ne grignotez pas toute la journée. Vous ne saurez plus ce que vous avez consommé, et votre corps ne réussira pas à s'habituer au nouveau rythme du régime.

BOOSTER 900 kcal/jour

	Jour 1	Jour 2	Jour 3	Jour 4
Petit déjeuner	• Café, thé ou infusion sans sucre ou avec édulcorant • 1 tranche de pain complet (15 g) • 5 g de beurre • 100 g de faisselle nature 0 %	• Café, thé ou infusion sans sucre ou avec édulcorant • 1 tranche de pain complet (15 g) • 5 g de beurre • 2 kiwis	• Café, thé ou infusion sans sucre ou avec édulcorant • 1 tranche de pain complet (15 g) • 5 g de beurre • 1 yaourt nature 0 % • ½ banane	• Café, thé ou infusion sans sucre ou avec édulcorant • 1 tranche de pain complet (15 g) • 100 g de fromage blanc nature 0 % • 30 g de confiture
Déjeuner	• ½ avocat au jus de citron • 150 g de filet de colin aux herbes en papillote, sans MG • Tomates provençales sans MG • 100 g de fromage blanc nature 0 %	• Fleurettes de chou-fleur crues + sauce crudités maison • Œufs pochés • Purée d'aubergine au cumin sans MG • 2 petits-suisses nature 0 %	• Salade de champignons de Paris au persil et échalote + sauce crudités maison • 1 steak haché de bœuf à 5 % de MG grillé sans MG • Purée de brocolis sans féculents ni MG • 100 g de fromage blanc nature 0 %	• Céleri rémoulade diététique (voir p. 98) • 125 g d'escalope de veau grillée sans MG • Épinards à l'étouffée • 1 petit-suisse nature 0 %
Dîner	• Salade de concombre à la ciboulette + sauce crudités maison • Rillettes de thon diététiques (voir p. 122) • 280 g de fonds d'artichaut • 1 petit-suisse nature 0 % • 1 poire	• ½ avocat au jus de citron • 125 g de filets de maquereaux en marinade sans MG • Courgettes au cerfeuil poêlées sans MG • 100 g de faisselle nature 0 %	• 100 g de salade de betterave à l'échalote et au vinaigre de framboise • 160 g de cocktail de fruits de mer poêlé à la tomate et au basilic sans MG • Pâtissons aux oignons cuits à l'étouffée sans MG • 2 petits-suisses nature 0 %	• Tomates cerise à croquer • 150 g de jambon blanc découenné dégraissé • Fagots de haricots verts « enlardés » de bacon (voir p. 164) • 1 faisselle nature 0 %

Menus types

Jour 5	Jour 6	Jour 7
• Café, thé ou infusion sans sucre ou avec édulcorant • 1 tranche de pain complet (15 g) • 5 g de beurre • 100 g de fromage blanc nature sans MG	• Café, thé ou infusion sans sucre ou avec édulcorant • 1 tranche de pain complet (15 g) • 5 g de beurre • 100 g de faisselle nature 0 % • 1 poire	• Café, thé ou infusion sans sucre ou avec édulcorant • 1 tranche de pain complet (15 g) • 5 g de beurre • 1 yaourt nature 0 % • 3 prunes
• Concombre en rondelles + sauce crudités maison • 150 g de colin cuit sans MG • Fondue de poireaux sans MG • 2 petits-suisses nature 0 % • Carpaccio d'orange (voir p. 102)	• Salade de carottes râpées au jus de citron et ciboulette • Axoa de veau (voir p. 129) • Haricots verts vapeur • 1 yaourt nature 0 %	• Salade de haricots verts à l'échalote + sauce crudités maison • Chou farci (voir p. 100) • 2 petits-suisses nature 0 %
• Salade de tomates au vinaigre balsamique et basilic • Cuisse de lapin rôtie sans MG • Poêlée de champignons de Paris à l'ail et au persil sans MG • 1 yaourt nature 0 %	• Céleri-rave râpé + sauce crudités maison • 125 g de maquereaux aux aromates • Brocolis vapeur • 100 g de fromage blanc nature 0 %	• 100 g de salade de betterave à l'échalote et au vinaigre de framboise • 125 g de filet de porc sauté au wok à la sauce soja sans MG • Chou-fleur sauté au wok à la sauce soja sans MG • 100 g de fromage blanc nature 0 %

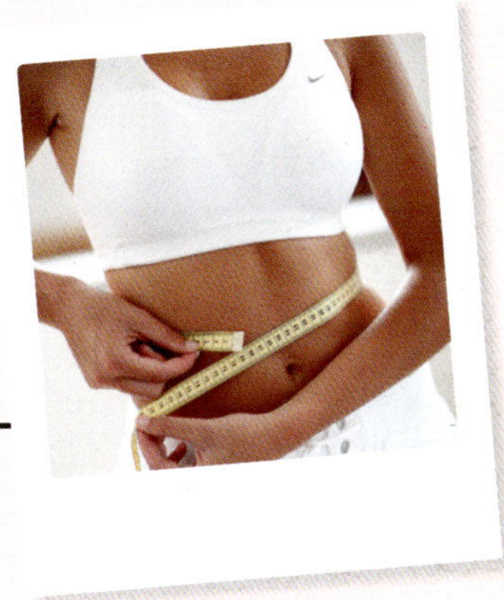

Histoires de masses graisseuses

La masse grasse est un tissu adipeux qui peut être localisé sur tout le corps. La masse maigre, elle, contient de l'eau, des sels minéraux et des protéines ainsi qu'une petite quantité de glycogène (réserve énergétique).

L'impédancemétrie est une technique qui permet de mesurer la résistance du corps à un courant électrique.

Comme la masse maigre est conductrice et la masse grasse ne l'est pas, le courant est envoyé par la balance à travers l'organisme. À partir de la résistance rencontrée dans le corps, la balance calcule la proportion de masse grasse. Attention : ce procédé est déconseillé aux personnes portant des appareils internes comme des broches et aux femmes enceintes.

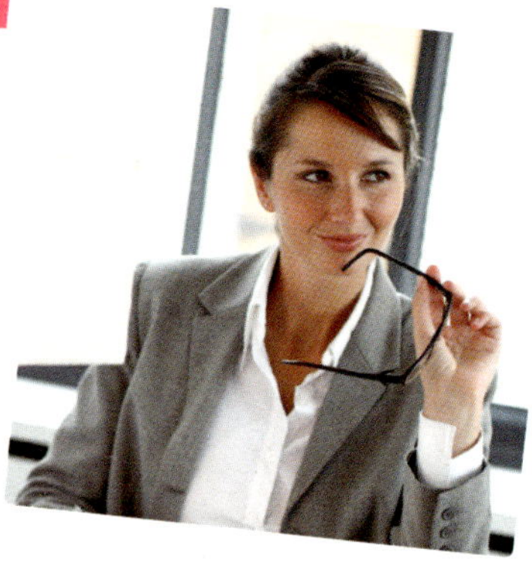

Mon coach et moi

Et si j'essayais les poudres protéinées pour aller plus vite... ?

Ce régime permet en effet de maigrir vite

Les résultats sont immédiats et spectaculaires : de 5 à 7 kilos en quinze jours pour la diète et la perte de graisse est réelle, grâce à la forte concentration en protéines. Bien que l'apport calorique soit extrêmement faible (250 à 500 kcal par jour), la sensation de faim ne se fait pas ressentir du fait de l'accumulation de protéines. Pourtant, je ne le recommande pas.

Ça fonctionne, mais...

Une telle restriction alimentaire, non suivie sur le plan médical, fait courir un risque de dénutrition important. Les sucres lents, vitamines et minéraux sont en effet quasiment absents de cette alimentation. Le surplus de protéines entraîne une fatigue cardiaque et un travail considérable des reins, de plus les mécanismes oxydatifs que cela engendre peuvent être un risque de plus pour certains cancers, alors que nous recherchons tous les antioxydants pour nous protéger. Et enfin, pour un kilogramme perdu avec cette méthode, il s'agit de compter une semaine de stabilisation (à environ 1 400 kcal). Soit pour douze kilogrammes perdus en un mois, il faudra trois mois de régime équilibré à 1 400 kcal pour stabiliser son poids, ce qui fait au total quatre mois de régime. La durée est donc comparable à celle du régime confort à 1 400 kcal que je propose et qui vous permet de perdre environ quatre kilogrammes par mois, soit douze kilogrammes en... trois mois et surtout sans risque médical !

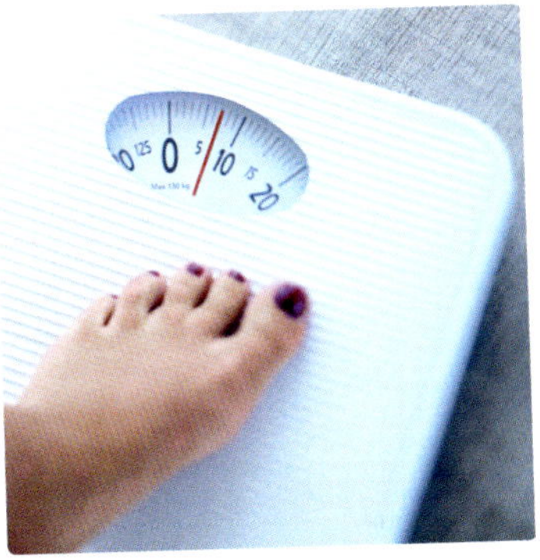

Mon coach et moi

Le stress m'empêche de mener à bien mon régime

Le stress peut faire grossir

Tout au long de votre journée, vous subissez une série de micro-agressions permanentes – au bureau, dans les transports… Le soir, la coupe est pleine. Le réservoir déborde et vous vous mettez à manger pour vous réconforter. La frustration d'avoir globalement passé une « journée exécrable » expliquerait que vous ayez envie de vous octroyer une tablette de chocolat le vendredi soir devant un film, ou que vous ayez craqué pour des gaufres au sucre le dimanche après-midi. Le résultat est là : deux kilogrammes en plus sur la balance.

Videz le réservoir avant qu'il ne soit plein !

La première étape pour dépasser ce processus est déjà de comprendre que lorsque vous mangez, il s'agit d'une réponse à une frustration. Ensuite, il est indispensable de relativiser la portée des agressions que vous subissez (et nous en subissons tous) et de les gérer différemment. Il faut savoir relativiser les petits soucis et les contrariétés pour ne surtout pas se réfugier dans la nourriture. Vous le savez, manger n'importe quoi, n'importe quand n'est JAMAIS la solution.

Vous pouvez par exemple en discuter au téléphone avec une amie, ou filer à la salle de sport dès que vous sentez la tension monter. Si vous reconnaissez en vous les symptômes du stress, prenez le temps de respirer, et surtout faites-vous du bien et pensez à vous !

Attention !

Avant de démarrer la phase de consolidation à 1 600 kcal, vous devez impérativement passer par deux semaines à 1 400 kcal (voir page 9).

CONSOLIDATION 1 600 kcal/jour

	Jour 1	Jour 2	Jour 3	Jour 4
Petit déjeuner	• Café, thé ou infusion sans sucre ou avec édulcorant • 4 tranches de pain complet (60 g) • 10 g de beurre • 2 petits-suisses nature 20 % • 3 abricots	• Café, thé ou infusion sans sucre ou avec édulcorant • 4 tranches de pain complet (60 g) • 10 g de beurre • 1 yaourt nature à base de lait demi-écrémé • 250 g de pastèque	• Café, thé ou infusion sans sucre ou avec édulcorant • 4 tranches de pain complet (60 g) • 10 g de beurre • 100 g de fromage blanc nature 20 % • ½ banane	• Café, thé ou infusion sans sucre ou avec édulcorant • 4 tranches de pain complet (60 g) • 10 g de beurre • 150 ml de lait demi-écrémé • 1 pomme
Déjeuner	• Salade de courgettes râpées et ciboulette + sauce vinaigrette allégée maison • 125 g de pavé de thon grillé sans MG et coulis de tomate • Tranches d'aubergines grillées sans MG au thym • 30 g de camembert • ½ banane • 2 tranches de pain complet (30 g)	• Salade verte + sauce vinaigrette allégée maison • Raclette diététique (voir p. 160) • 1 poire	• Céleri-rave râpé + sauce vinaigrette allégée maison • 125 g d'escalope de veau poêlée avec 1 c. à c. d'huile de tournesol • Courge vapeur à la muscade • 25 g de roquefort • 150 g de mirabelles • 2 tranches de pain complet (30 g)	• Mélange de jeunes pousses au vinaigre balsamique • 50 g de jambon cru dégraissé • Ratatouille aux herbes de Provence préparée • 1 petit-suisse nature 20 % • Pain perdu à la banane (voir p. 176)
Dîner	• Radis à la croque au sel et 5 g de beurre • Omelette aux fines herbes cuite sans MG • Poêlée forestière aux châtaignes (voir p. 133) • 100 g de fromage blanc nature 20 % • 1 nectarine	• Rondelles de concombre à la menthe + sauce vinaigrette allégée maison • 125 g de filet mignon de porc à la moutarde cuit sans MG • Chou chinois braisé sans MG • 30 g de brie de Meaux • ½ banane • 30 g de pain	• Radis à la croque au sel et 10 g de beurre • Calmars à l'italienne (voir p. 94) • Carottes à l'eau au cumin sans MG • 150 g de riz basmati cuit sans MG • 100 g de fromage blanc nature 20 % • 3 prunes	• Chou rouge râpé + sauce vinaigrette allégée maison • 150 g d'aiguillettes de poulet au curry cuites sans MG • Fenouil vapeur • 30 g de camembert • 3 prunes • 4 tranches de pain complet (60 g)

Menus types

Jour 5	Jour 6	Jour 7
• Café, thé ou infusion sans sucre ou avec édulcorant • 4 tranches de pain complet (60 g) • 10 g de beurre • 2 petits-suisses nature 20 % • 250 g de pastèque	• Café, thé ou infusion sans sucre ou avec édulcorant • 4 tranches de pain complet (60 g) • 10 g de beurre • 1 yaourt nature à base de lait demi-écrémé • 1 pomme	• Café, thé ou infusion sans sucre ou avec édulcorant • 4 tranches de pain complet (60 g) • 10 g de beurre • 100 g de fromage blanc nature 20 % • 2 kiwis
• Carottes râpées et persil + sauce vinaigrette allégée maison • 150 g de dos de cabillaud en papillotte à l'estragon sans MG • Épinards à l'étouffée sans MG • 30 g de brie de Meaux • 150 g de mirabelles • 4 tranches de pain complet (60 g)	• Salade de tomates, basilic et vinaigre balsamique + sauce vinaigrette allégée maison • 125 g de gigot d'agneau maigre rôti sans MG • 140 g de petits pois aux oignons cuits sans MG • 25 g de roquefort • ½ mangue • 30 g de pain complet	• Céleri-rave râpé + sauce vinaigrette allégée maison • Pommes de terre vapeur et noix de saint-jacques (voir p. 156) • Choux de Bruxelles braisés sans MG • ½ mangue
• Dés de betterave rouge au vinaigre de framboise + sauce vinaigrette allégée maison • 125 g de rumsteak grillé sans MG • Haricots verts à l'eau sans MG • 120 g de figues fraîches • 2 tranches de pain complet (30 g)	• Artichaut vapeur + sauce vinaigrette allégée maison • 130 g de jambon dégraissé découenné • Purée de brocolis et cumin sans féculents ni MG • 185 g de pommes de terre en purée sans MG • 1 yaourt nature à base de lait demi-écrémé • 3 prunes	• Carottes râpées + sauce vinaigrette allégée maison • 1 steak haché de bœuf à 5 % de MG grillé sans MG • Aubergines gratinées avec 20 g d'emmental râpé • 1 poire • 2 tranches de pain complet (30 g)

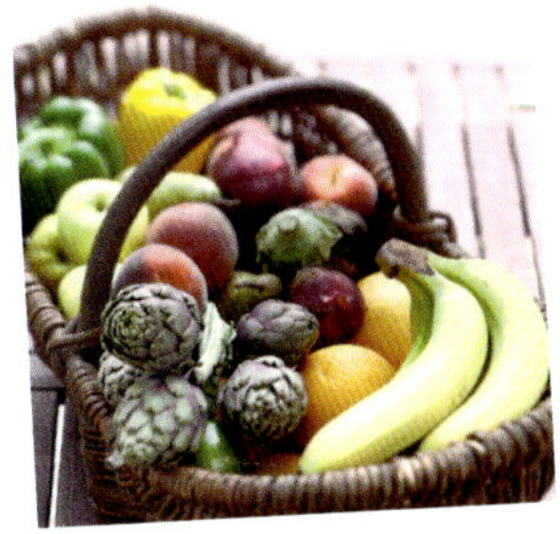

Qu'est-ce qu'une alimentation équilibrée ?

Une bonne harmonie alimentaire vient de l'équilibre entre les groupes d'aliments : fruits et légumes, féculents, produits laitiers, matières grasses, viandes-poissons-œufs, produits sucrés et boissons. Chaque groupe d'aliments apporte des nutriments, des vitamines et des sels minéraux.

Ainsi, il n'existe pas UN aliment sain ; c'est le fait de manger un peu de chaque groupe d'aliments qui nous permet de nous sentir bien dans notre corps. Au-delà des groupes d'aliments, le mariage des saveurs, le mélange des couleurs et la présentation des plats participent à cette harmonie alimentaire.

Ainsi, tous les régimes extrêmes qui proposent de consommer à l'excès tel ou tel aliment sont dangereux pour votre équilibre.

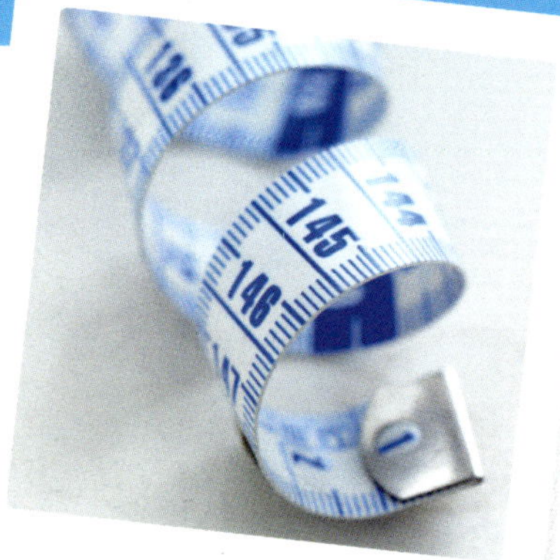

Mon coach et moi

SOS, j'ai repris du poids !

Surtout, pas de panique ! Éliminez tout de suite les pensées du genre : « Je le savais, je savais que j'allais reprendre du poids, que j'allais échouer, c'est bien moi ! J'en ai marre, ça ne sert à rien... »

Toutes ces réflexions sont à bannir absolument ! Je vous propose plutôt une réaction constructive en quatre étapes :

Étape 1 >> **Un inventaire à dresser**
Soyez sévère, mais toujours juste avec vous-même. Reprenez votre carnet minceur et réfléchissez : par exemple, vous est-il arrivé ces derniers temps de vous rendre à de petites fêtes, ou de déjeuner au restaurant ?
Vous autorisez-vous des petits encas un peu trop riches en calories ? Si oui, demandez-vous pourquoi. Avez-vous souffert de stress ? Vous êtes-vous senti moins sûr de vous, moins bien dans votre peau ?

Étape 2 >> **Des conclusions à tirer**
Vous disposez maintenant d'un aperçu de vos habitudes alimentaires et de votre situation psychologique au moment où vous avez dérapé. Il vous est donc possible d'en tirer des conclusions : notez-les alors soigneusement dans votre carnet minceur.

Étape 3 >> **Un programme à préparer**
Il est temps de repartir sur des bases saines et de reprendre les bonnes habitudes du début. L'heure est venue de suivre à nouveau une semaine de mon régime booster ou deux semaines de ma formule confort à 1 400 kcal. Buvez suffisamment et pratiquez un peu d'exercice physique.
Enfin, pendant deux semaines, notez chaque jour vos prises alimentaires dans votre carnet minceur. Et si, exceptionnellement, vous ne résistez pas à la tentation, accordez-vous plutôt un fruit en guise d'encas. Vous consommerez ainsi quelque chose de plaisant, tout en limitant le nombre de calories consommées.

Étape 4 >> **Une action à mener**
Au terme de ces deux semaines, si vous n'êtes pas totalement satisfait, vous pouvez continuer en remplaçant un repas par jour par une alternative légère.

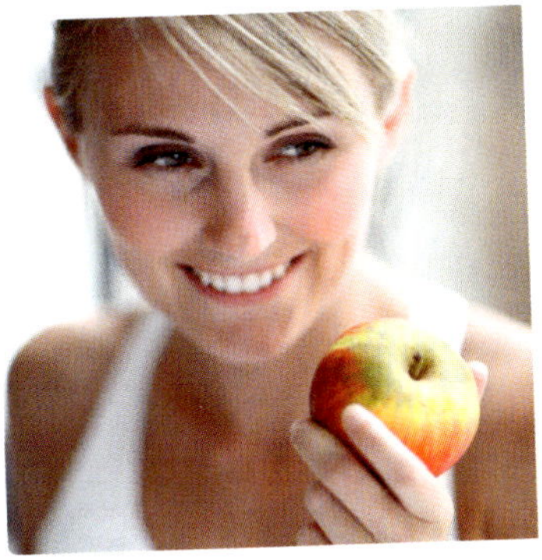

Mon coach et moi

Je grignote la nuit

Vous êtes réveillé la nuit et vous avez une sensation de faim difficile à supporter ? Et vous vous retrouvez ainsi dans la cuisine, comme un somnambule, à consommer des aliments de façon impulsive.

Il s'agit là de compulsions alimentaires. Leur caractère est particulier puisqu'elles ont lieu la nuit : cela révèle souvent un état de stress important. Voici deux types de solutions à envisager :

Réorganisez votre réfrigérateur

L'une des solutions consiste à s'adapter à la situation en anticipant le phénomène par une réorganisation du réfrigérateur. Il faut que le champ de vision se concentre sur des produits rassasiants, mais de faible valeur calorique : pommes, oranges, compotes de fruits sans sucre ajouté, bâtonnets de légumes, radis, tomates cerise, fromage blanc nature 0 %, etc. Le fait de placer ces aliments dans la partie avant du réfrigérateur éloignera les tentations occasionnées par des aliments plus caloriques (biscuits salés, fromage, gâteaux...). Ces derniers seront ainsi relégués au second plan, voire totalement écartés des placards pour les personnes craignant de voir leurs pulsions prendre le dessus. Ce traitement comportemental anticipatoire permet de limiter les conséquences sur la balance dans le cas où ces épisodes se reproduiraient régulièrement.

Dormez !

Cela vous étonnerait-il si je vous disais que la meilleure des solutions pour ne pas succomber aux fringales nocturnes consiste à dormir... tout simplement ! Pour traiter le fond du problème, il est donc nécessaire de s'intéresser aux causes des réveils nocturnes. Pourquoi je me réveille ? Pourquoi j'agis ainsi ? Qu'est-ce qui me tracasse ? Il est difficile de pouvoir répondre seul à ces questions, il ne faut donc pas craindre de faire appel à un psychothérapeute. Il ne faut pas hésiter non plus à augmenter son activité physique, ne serait-ce que de marcher 30 minutes tous les jours, à un rythme soutenu. La pratique d'une activité régulière permet souvent d'améliorer la qualité du sommeil et... la qualité de vie.
Enfin, si le réveil nocturne était dû à une fringale insoutenable, il faut chercher à savoir si le dîner était suffisamment complet et équilibré par rapport au menu que j'ai proposé pour ce jour-là.

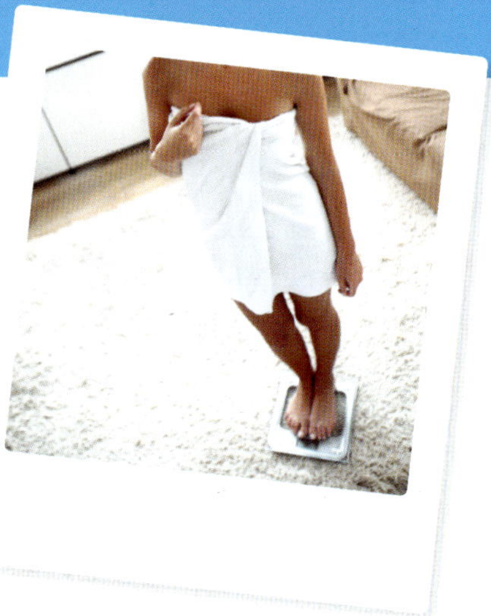

Mon coach et moi

Mon poids stagne

La stagnation du poids en cours de régime est normale, ne vous découragez pas ! Voici ce qu'il faut faire pour passer ce cap :

Vérifiez que vous suivez à la lettre votre régime

Devant une stagnation du poids, la première chose est de s'assurer que le régime soit bien suivi. Le contrôle du poids, de l'assaisonnement et du choix des aliments permet de fixer le nombre de calories que nous consommons. Or les dérapages sont possibles. Il suffit d'augmenter de 15 à 20 % le poids des aliments, d'accroître très légèrement la quantité d'assaisonnement, de faire quelques écarts qui peuvent paraître insignifiants dans la semaine, pour modifier totalement le profil d'un régime.

Le mécanisme de l'épargne

Après quelques semaines de régime, le corps se place en mode « épargne ». Soumis à une restriction alimentaire, notre organisme développe une remarquable capacité d'adaptation, pour protéger ses réserves le plus longtemps possible. C'est un réflexe de survie. Une personne qui a démarré son régime en perdant entre 5 et 10 kilos le premier mois s'aperçoit soudain que son régime a cessé de produire les mêmes effets. Pour continuer à maigrir au même rythme, il lui faudrait passer de 900 kcal à 500 par jour, ce qui n'est évidemment pas acceptable d'un point de vue médical.

Comment réagir ?

• Acceptez un arrêt de la perte de poids et attendez qu'elle revienne plus tard. Soyez patient : ne vous démotivez pas. Si vous suivez le régime à la lettre, la perte de poids va redémarrer.

• On peut aussi essayer d'augmenter ses dépenses en pratiquant une activité sportive régulière et prolongée, car le simple fait d'être musclé augmente la dépense énergétique de 18 %. Le sport est un excellent remède lorsque l'amaigrissement stagne.

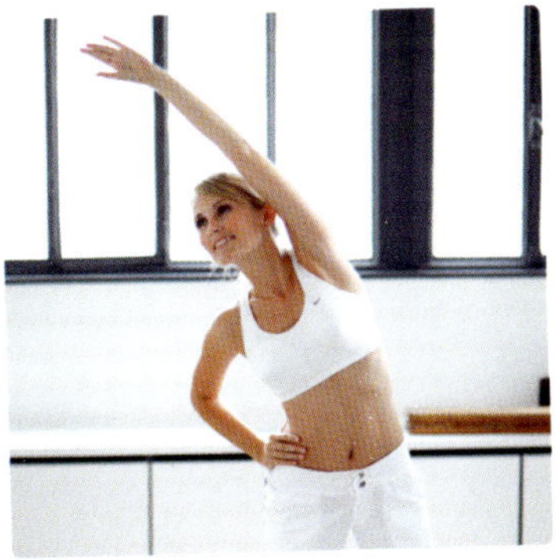

Mon coach et moi

Quel sport choisir ?

Choisissez le sport que vous pourrez pratiquer le plus facilement et le plus régulièrement : vous devez vous faire plaisir. La pratique d'un sport ne doit pas être une « mission impossible » dans la gestion de votre emploi du temps !

Voici donc un tableau qui vous indique le temps nécessaire d'activité pour perdre un kilogramme par mois en fonction de l'activité que vous aurez choisie ! Comment lire ce tableau : si vous pesez 68 kilos et que vous pratiquez la marche à un rythme soutenu (6 km/h), il vous faut 39 minutes de marche quotidienne pour perdre un kilo supplémentaire en un mois. Cela signifie que si votre épicerie (ou votre lieu de travail) est située à 20 minutes de chez vous, le simple fait d'y aller et d'en revenir chaque jour vous fera perdre un kilogramme. Motivant, non ?

POIDS CORPOREL	55 KG	68 KG	90 KG
ACTIVITÉ	TEMPS EN MINUTES PAR JOUR		
Danse aérobic	27	22	16
Vélo à 10 km/h	71	57	43
Vélo à 20 km/h	27	22	16
Danse lente	89	71	54
Danse rapide	27	22	16
Golf	54	43	32
Jogging à 8 km/h	34	27	20
Jogging à 12 km/h	24	19	14
Jogging à 16 km/h	18	15	11
Ski de fond modéré	38	31	23
Natation rapide	36	29	22
Tennis en simple	42	34	25
Tennis en double	71	57	43
Marche à 4 km/h	74	58	44
Marche à 6 km/h	49	39	29
Monter des escaliers	32	26	19

CONSOLIDATION 1 600 kcal/jour

	Jour 1	Jour 2	Jour 3	Jour 4
Petit déjeuner	• Café, thé ou infusion sans sucre ou avec édulcorant • 4 tranches de pain complet (60 g) • 10 g de beurre • 2 petits-suisses nature 20 % • 3 reines-claudes	• Café, thé ou infusion sans sucre ou avec édulcorant • 4 tranches de pain complet (60 g) • 10 g de beurre • 150 ml de lait demi-écrémé • 150 g d'ananas	• 1 boisson chaude sans sucre • Dessert glacé aux fruits rouges (voir p. 172) • 45 g de pain complet • 5 g de beurre	• Café, thé ou infusion sans sucre ou avec édulcorant • 4 tranches de pain complet (60 g) • 10 g de beurre • 100 g de fromage blanc nature 20 % • 250 g de melon
Déjeuner	• Laitue romaine et petits oignons blancs + sauce vinaigrette allégée maison • Aubergine farcie au thon (voir p. 86) • 150 g de semoule fine cuite sans MG • 1 yaourt nature à base de lait demi-écrémé • 250 g de pastèque	• Feuilles de blettes émincées + sauce vinaigrette allégée maison • 125 g de rôti de porc maigre sans MG • Haricots verts et poivrons poêlés sans MG aux herbes de Provence • 185 g de pommes de terre sautées persillées aillées sans MG • 50 g de fromage blanc nature 20 % • ½ mangue	• Bâtonnets de concombre + sauce vinaigrette allégée maison • 125 g de steak haché de bœuf 5 % de MG au poivre, grillé sans MG • Blancs de poireaux au cumin cuits sans MG • 30 g de munster • 2 kiwis • 2 tranches de pain complet (30 g)	• Chou-fleur cru et tomates cerise + sauce vinaigrette allégée maison • 150 g de blancs de poulet cuit sans MG au paprika • Pois mange-tout cuits sans MG • 185 g de pommes de terre vapeur à la noix de muscade • 1 yaourt nature à base de lait demi-écrémé • 1 pêche
Dîner	• Dés de betterave + sauce vinaigrette allégée maison • 2 œufs sur le plat cuits sans MG • Chou-fleur vapeur à la noix de muscade • 20 g de comté • 1 pêche • 2 tranches de pain complet (30 g)	• Carottes râpées + sauce vinaigrette allégée maison • Hot dog de courgette diététique (voir p. 125) • 140 g de figues fraîches • 2 tranches de pain complet (30 g)	• ½ avocat + sauce vinaigrette allégée maison • 125 g de sardines grillées au thym sans MG • Julienne de légumes cuite sans MG • 150 g de tagliatelles cuites sans MG • 100 g de fromage blanc nature 20 % • 150 g d'ananas	• Artichaut + sauce vinaigrette allégée maison • Marinade (voir p. 186) • 125 g de cubes de rumsteak en brochette, marinés et cuits sans MG • Courgettes vapeur persillées aillées • 30 g de bûche de chèvre • 3 reines-claudes • 2 tranches de pain complet (30 g)

Menus types

Jour 5

- Café, thé ou infusion sans sucre ou avec édulcorant
- 4 tranches de pain complet (60 g)
- 10 g de beurre
- 150 ml de lait demi-écrémé
- 1 pêche

- 90 g de maïs en salade + sauce vinaigrette allégée maison
- 2 œufs sur le plat cuits sans MG
- Haricots verts poêlés à l'ail sans MG
- 2 petits-suisses nature 20 %
- 150 g d'ananas frais

- 140 g de cœurs de palmier + sauce vinaigrette allégée maison
- 150 g d'escalope de dinde grillée sans MG
- Carottes et fenouil en julienne à la sauce soja sans MG
- 20 g de comté
- 250 g de pastèque
- 2 tranches de pain complet (30 g)

Jour 6

- Café, thé ou infusion sans sucre ou avec édulcorant
- 4 tranches de pain complet (60 g)
- 10 g de beurre
- 1 yaourt nature à base de lait demi-écrémé
- 250 g de fraises

- Salade de concombre + sauce vinaigrette allégée maison
- 120 g de filet de bacon grillé sans MG
- Blettes poêlées aillées sans MG
- 30 g de munster
- 140 g de figues fraîches
- 2 tranches de pain complet (30 g)

- Roquette + sauce vinaigrette allégée maison
- Bouillabaisse revisitée (voir p. 130)
- 100 g de fromage blanc nature 20 %
- ½ mangue

Jour 7

- Café, thé ou infusion sans sucre ou avec édulcorant
- 4 tranches de pain complet (60 g)
- 10 g de beurre
- 150 ml de lait demi-écrémé
- 250 g de melon

- ½ avocat au jus de citron
- 160 g de crevettes roses
- Courgettes et tomates au cumin poêlées sans MG
- 2 petits-suisses nature 20 %
- 4 tranches de pain complet (60 g)
- 3 prunes

- Radis roses + sauce vinaigrette allégée maison
- 125 g d'escalope de veau poêlée sans MG
- Dés d'aubergine poêlés au curry sans MG
- 30 g de bûche de chèvre
- 150 g de myrtilles
- 2 tranches de pain complet (30 g)

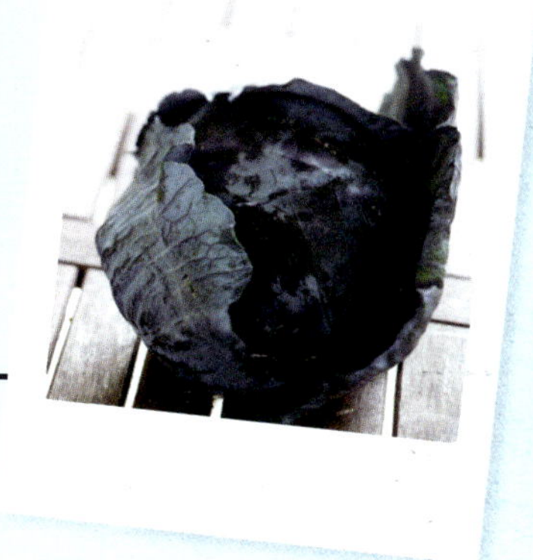

Aliments « brûle graisse », info ou intox ?

Parmi les aliments réputés « brûle graisse », on trouve le pamplemousse, l'ananas ou le chou : ce sont des aliments peu caloriques. Lorsqu'ils sont consommés à répétition, ils finissent par entraîner une perte de poids en même temps qu'une grande lassitude. Ce serait la même chose avec le kiwi, le citron et le poivron ! Mais attention tout de même, car ces produits « magiques », consommés en exclusivité, finissent par représenter de véritables dangers pour l'organisme : fatigue, fonte des muscles, carences et finalement… échec du régime !

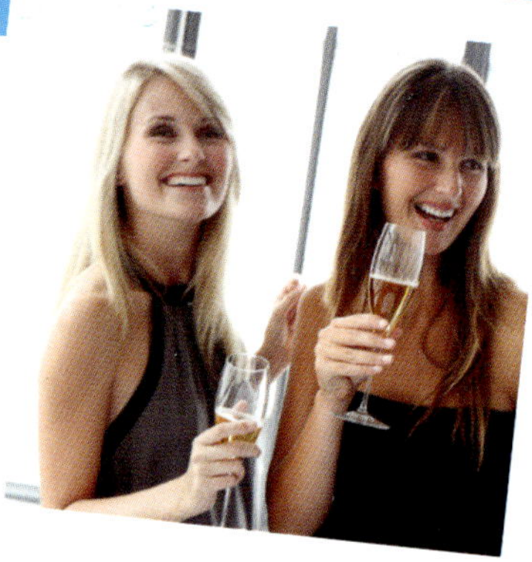

Mon coach et moi

Que faire lorsque je suis invité à un apéritif ?

Trop gras, trop salé...

On ne le dira jamais assez, les biscuits apéritifs sont un concentré de graisses et donc de calories que l'on consomme machinalement. Il est donc extrêmement important de contrôler la quantité ingérée pour ne pas risquer de faire exploser son apport calorique de la journée.

À titre d'exemple, les fruits oléagineux tels que les cacahuètes, noix de cajou, noix de pécan et pistaches comptabilisent 600 kcal aux 100 grammes, soit 200 kcal par poignée, dont 50 % de lipides. Les chips et autres biscuits secs et salés sont également en tête de liste avec 575 kcal pour 100 grammes, soit 260 kcal pour un petit paquet de chips. Une olive noire apporte 35 kcal quand une tranche de saucisson sec (20 grammes) en apporte 73 !

Enfin, tous ces « amis » de l'apéritif ne se contentent pas d'être gras, ils sont également extrêmement salés, ce qui réveille nos papilles et nous incite à en manger toujours plus.

Déjouez les pièges

Faut-il pour autant se priver de ce moment convivial et sympathique ? Non, à condition bien sûr de suivre mes conseils.

• Anticipez : pour éviter de vous jeter, affamé, sur les biscuits que l'on vous propose, pensez à vous couper l'appétit avant l'apéritif, soit en prévoyant une collation dans l'après-midi composée d'un fruit, d'un laitage maigre et d'une boisson chaude sans sucre, soit en mangeant juste avant de partir un œuf dur ou un fromage blanc nature à 0 %.

• Trichez : vous pouvez manger à l'apéritif, mais en limitant votre apport calorique. Les biscuits, chips et cacahuètes apportent environ 600 kcal aux 100 grammes. Les légumes, eux, n'apportent que 20 kcal aux 100 grammes ! Alors préférez les bâtonnets de crudités et les tomates cerise. Les olives vertes, quant à elles, sont trois fois moins caloriques que les noires, il ne vous reste plus qu'à piocher dans le bon bol.

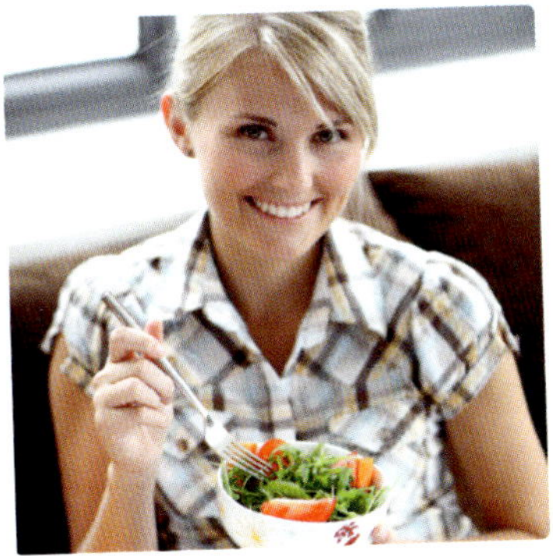

Mon coach et moi

Je ressens de la lassitude face au régime

L'aspect visuel des plats et des préparations peut vous permettre de déjouer la lassitude. N'oubliez jamais de faire une présentation agréable dans les assiettes : l'œil est un des facteurs du plaisir alimentaire.

Voici quelques astuces pour redonner de la joie à votre régime :

Ravivez la couleur des plats

On peut dynamiser une salade de chou chinois à l'aide de quelques grains de maïs et quelques dés de tomate, le tout parsemé de persil haché. Voici une belle salade aux couleurs du soleil.

Et pourquoi ne pas réveiller une assiette de carottes râpées avec un blanc d'œuf dur passé à la râpe à fromage et un brin de coriandre fraîche ciselée ? Votre vertueuse coupelle de fromage blanc deviendra le plus séduisant des desserts lorsque vous y aurez déposé une fraise à côté d'une feuille de menthe fraîche.

Les épices viendront toujours à votre secours : les tranches de pomme de terre vapeur auront bien meilleure mine une fois très légèrement saupoudrées de paprika par exemple, ou de cerfeuil ciselé, et leur saveur deviendra tout à fait inédite et intéressante, sans une seule calorie en plus.

Mettez votre repas en scène

Même si vous prenez votre repas seul et disposez de peu de temps, évitez de manger plié en deux, assis dans le canapé devant la télé...

Disposez devant votre assiette un verre à pied, pour ne pas boire votre eau minérale à même la bouteille. Ne posez pas la casserole sur la table, mais disposez vos mets dans des plats de service : devant une belle table, soyez votre propre invité.

Votre régime est une manière de vous cajoler, il peut vous procurer des moments délicieux pour tous les sens. C'est justement cela le plaisir...

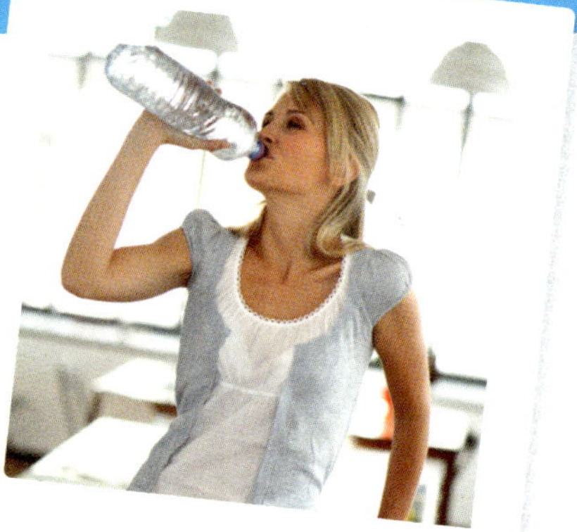

Mon coach et moi

J'ai des brûlures d'estomac

Le problème des brûlures d'estomac est assez courant, spécialement lorsqu'on adopte un nouveau type de régime alimentaire.

Les causes d'une mauvaise digestion

De multiples facteurs peuvent être à l'origine de reflux pénibles et parfois même douloureux :

• le surpoids et l'obésité augmentent la masse de l'estomac ;
• le fait de s'allonger après le repas ;
• les exercices nécessitant de se pencher en avant pratiqués après le repas ;
• un repas trop riche ou le fait de manger trop vite ;
• l'alcool et le tabac peuvent également être sources d'irritations ;
• les aliments riches en matières grasses (fritures, charcuteries, produits laitiers entiers, fromages, sauces, viandes grasses, etc.) ;
• le chocolat, le café, les boissons au cola, la bière, l'alcool ;
• la menthe (dans les tisanes, boissons ou assaisonnements) ;
• les oignons ;
• les mets trop épicés et trop acides.

L'attitude à adopter

Pour favoriser une bonne digestion, voici quelques habitudes à prendre :

• optez pour des repas légers et prenez le temps de mastiquer ;
• buvez par petites gorgées ;
• attendez au moins trois heures avant de vous allonger et veillez à surélever la tête de votre lit ;
• enfin, pensez à consommer les aliments riches en protéines, car ils ont la propriété d'augmenter la pression du sphincter (viandes et poissons maigres, lait et produits laitiers maigres).

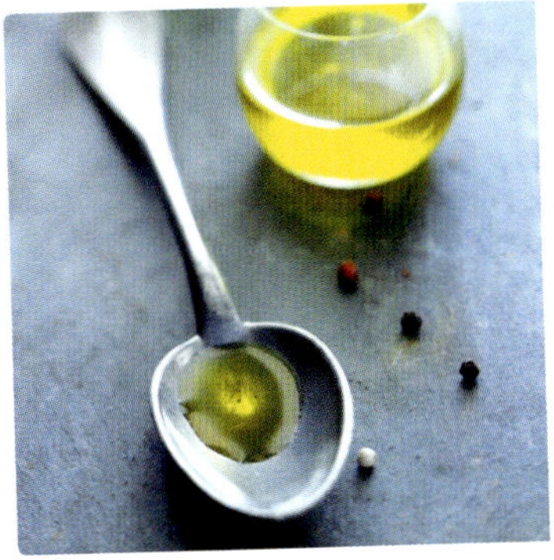

Mon coach et moi

Avez-vous des astuces pour faire baisser le nombre de calories ?

Vous ne souhaitez pas bannir les recettes caloriques que vous adorez et vous vous demandez : « Puis-je alléger moi-même certaines recettes ? »

Vous avez certainement remarqué que nous vous proposons dans les menus des recettes traditionnellement riches, transformées en recettes minceur ! Voici quelques astuces à réutiliser :

Les astuces pour diminuer les lipides :
Un gramme de lipides retiré, c'est 9 kcal en moins ! L'addition devient vite intéressante !
• Utilisez un mode de cuisson sans matières grasses ajoutées : poêles à revêtement antiadhésif, papier sulfurisé.
• Optez pour la crème allégée, le fromage blanc à 0 %.
• Préférez le bacon aux lardons.
• Dégraissez la viande et les sauces (préparez la recette à l'avance et laissez-la refroidir, puis éliminez la partie grasse solidifiée à la surface).
• Remplacez un fromage classique par un autre moins calorique (fromage à raclette par de la cancoillotte, emmental par de la mozzarella...).
• Allégez la vinaigrette en remplaçant une partie de l'huile par du yaourt 0 %, du fromage blanc 0 % ou de l'eau.
• Choisissez en priorité une pâte brisée, moitié moins riche en matières grasses que la pâte feuilletée.

Les astuces pour sucrer moins
Le sucre apporte 400 kcal aux 100 grammes !
• Réduisez la quantité de sucre initialement prévue dans la recette.
• Remplacez le sucre par un édulcorant (il en existe du « spécial cuisson » en poudre ou liquide).

Les astuces pour utiliser moins de farine et de glucides
• Utilisez des courgettes à la place des pommes de terre pour un potage onctueux.
• Remplacez la farine par de la Maïzena, qui donne de l'onctuosité pour une quantité inférieure.
• Ajoutez de la gélatine, de l'agar-agar ou un blanc d'œuf monté en neige pour donner du volume et de l'onctuosité.

CONSOLIDATION 1 600 kcal/jour

	Jour 1	Jour 2	Jour 3	Jour 4
Petit déjeuner	• Café, thé ou infusion sans sucre ou avec édulcorant • 4 tranches de pain complet (60 g) • 10 g de beurre • 2 petits-suisses nature 20 % • 1 nectarine	• Café, thé ou infusion sans sucre ou avec édulcorant • 4 tranches de pain complet (60 g) • 10 g de beurre • 150 ml de lait demi-écrémé • 200 g de framboises	• Café, thé ou infusion sans sucre ou avec édulcorant • 4 tranches de pain complet (60 g) • 10 g de beurre • 1 yaourt nature à base de lait demi-écrémé + 1 c. à s. de miel	• Café, thé ou infusion sans sucre ou avec édulcorant • 4 tranches de pain complet (60 g) • 10 g de beurre • 150 ml de lait demi-écrémé • 3 prunes
Déjeuner	• ½ avocat au jus de citron • 150 g de blanc de poulet grillé sans MG • Bettes braisées sans MG • Polenta à la méridionale (voir p. 137) • 100 g de fromage blanc nature 20 % • 3 abricots	• 140 g de fonds d'artichaut + sauce vinaigrette allégée maison • 200 g de côtes de veau maigres grillées sans MG aux herbes • Brocolis vapeur au coulis de tomate • 150 g de pois chiches cuits sans MG • 100 g de fromage blanc nature 20 % • 3 prunes	• Salade de fenouil émincé au persil et jus de citron • 125 g de steak haché de bœuf 5 % de MG et 1 c. à s. de ketchup • Épinards à l'oseille sans MG • 15 g de bleu d'Auvergne • Corne d'abondance aux fruits exotiques (voir p. 171) • 1 tranche de pain complet (15 g)	• 140 g de cœurs de palmier + sauce vinaigrette allégée maison • 125 g de viande de cheval grillée sans MG • 150 g de quinoa cuit sans MG • Haricots verts vapeur au cumin • 1 yaourt nature à base de lait demi-écrémé • 150 g de myrtilles
Dîner	• Concombre en rondelles + sauce vinaigrette allégée maison • 130 g de jambon blanc dégraissé, découenné • Aubergines grillées sans MG • 30 g de reblochon • 150 g de myrtilles • 2 tranches de pain complet (30 g)	• ½ avocat + sauce vinaigrette allégée maison • Gambas poêlées au curry sans MG • Courgettes poêlées sans MG et basilic • 30 g de port-salut • ½ banane • 2 tranches de pain complet (30 g)	• Dés de tomate au vinaigre de vin + sauce vinaigrette allégée maison • 2 œufs à la coque • Carottes vapeur persillées • 150 g de riz basmati cuit sans MG • 2 petits-suisses nature 20 % • ½ banane	• Betterave crue râpée au vinaigre de framboise + sauce vinaigrette allégée maison • 150 g de filet de dinde en brochette cuite sans MG à la sauce soja • Brochette de champignons cuite sans MG à la coriandre fraîche • 30 g de reblochon • 3 abricots

Jour 5

- Café, thé ou infusion sans sucre ou avec édulcorant
- 4 tranches de pain complet (60 g)
- 10 g de beurre
- Cubes de fraises à la menthe (voir p. 106)

- Salade froide de chou-fleur cuit sans MG + sauce vinaigrette allégée maison
- 125 g d'aiguillettes de canard grillées sans MG
- Poivrons poêlés sans MG
- 30 g de port-salut
- 1 nectarine
- 2 tranches de pain complet (30 g)

- 2 tranches de pain complet (30 g)
- Salade de carottes + sauce vinaigrette allégée maison
- 150 g de filets de rougets grillés au jus de citron sans MG
- Pois gourmands vapeur
- 185 g de pommes de terre vapeur
- 100 g de fromage blanc nature 20 %
- 120 g de cerises

Jour 6

- Café, thé ou infusion sans sucre ou avec édulcorant
- 4 tranches de pain complet (60 g)
- 10 g de beurre
- 150 ml de lait demi-écrémé
- ½ banane

- Salade de billes de légumes (voir p. 121)
- Croustade de volaille aux champignons (voir p. 152)
- Salade verte + sauce vinaigrette allégée maison
- 2 tranches de pain complet (30 g)
- 200 g de framboises

- Radis roses + sauce vinaigrette allégée maison
- 75 g de viande des Grisons
- Navets braisés sans MG avec 1 c.à s. de moutarde
- 25 g de bleu d'Auvergne
- 1 pomme
- 2 tranches de pain complet (30 g)

Jour 7

- Café, thé ou infusion sans sucre ou avec édulcorant
- 4 tranches de pain complet (60 g)
- 10 g de beurre
- 100 g de fromage blanc nature 20 %
- ½ banane

- Lanières de poivrons + sauce vinaigrette allégée maison
- 150 g d'aiguillettes de dinde grillées sans MG et gingembre
- 140 g de petits pois aux oignons
- 2 petits-suisses nature 20 %
- 250 g de fraises
- 2 tranches de pain complet (30 g)

- Émincé de chou blanc + sauce vinaigrette allégée maison
- 160 g de cocktail de fruits de mer poêlé sans MG
- Courgettes gratinées avec 30 g de reblochon
- 150 g de semoule fine cuite sans MG
- 120 g de cerises

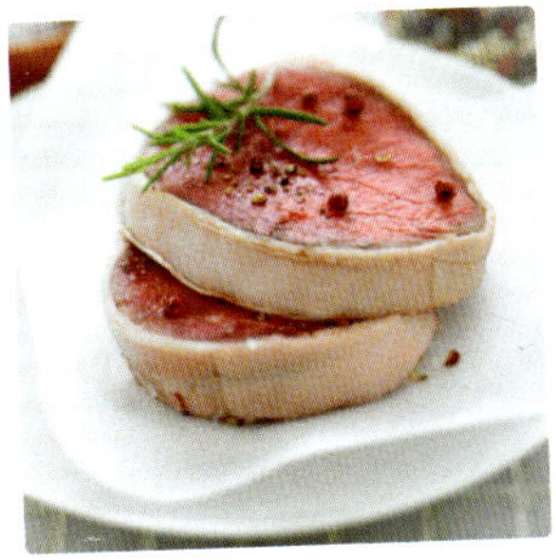

Que penser des alicaments ?

On appelle « alicaments », les produits alimentaires qui promettent de soigner en plus de rassasier. On peut citer en exemple une margarine permettant de réduire son cholestérol, un yaourt à boire augmentant les défenses immunitaires, des petits-suisses boostant la croissance des plus jeunes, etc.

Ces aliments répondent avant tout à des impératifs marketing : le consommateur est persuadé, en les avalant, de prendre soin de sa santé. En faisant des repas équilibrés, vous bénéficierez d'une variété de produits et de nutriments suffisante pour couvrir tous vos besoins nutritionnels : par exemple, la vitamine D et le calcium sont déjà présents dans les produits laitiers non écrémés, les oméga 3 dans le saumon, le thon et l'huile de colza...

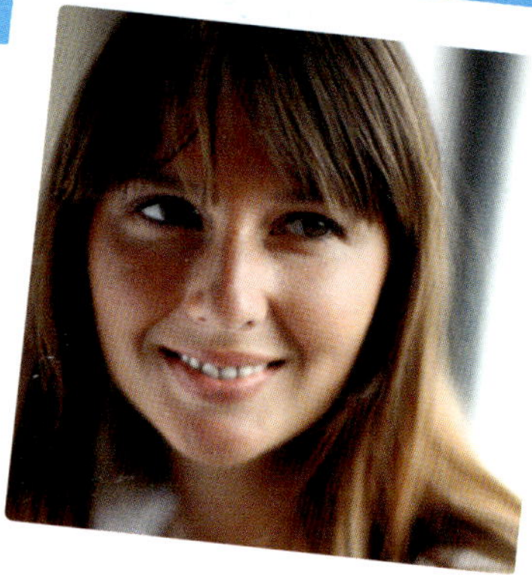

Mon coach et moi

Puis-je prendre un substitut de repas le midi ?

Les substituts de repas sont des produits alimentaires utilisés dans le cadre d'un régime amaigrissant et qui visent à remplacer la totalité de la ration alimentaire quotidienne ou la totalité d'un repas.

Depuis quelques années, ils font l'objet d'une réglementation particulière et garantissent un haut niveau de qualité nutritionnelle. En effet, les substituts de repas doivent entre autres :
• apporter de 200 à 400 kcal par repas, de manière à pouvoir respecter un régime quotidien de 900 à 1 200 kcal ;
• apporter suffisamment de protéines de bonne qualité ;
• limiter l'apport lipidique (les graisses), tout en garantissant un apport minimal en acides gras essentiels ;
• fournir des glucides ;
• prévenir les risques de carence en garantissant au moins 30 % des apports nutritionnels journaliers de référence pour 12 vitamines et 11 minéraux, et ce, à chaque repas.

Si vous souhaitez les utiliser

Ce que je vous conseille, c'est de maintenir un apport quotidien suffisant en liquide. Plus les régimes sont restrictifs, plus l'organisme produit de déchets et donc plus il faut boire pour les éliminer.
Sur les emballages de ce type de produits, on trouve en général des exemples de menus équilibrés, combinant substituts de repas et repas à base d'aliments courants. Ils sont souvent validés par des nutritionnistes.

Attention à un usage trop fréquent

L'utilisation fréquente de substituts de repas peut facilement engendrer des reprises de poids : c'est le phénomène du yo-yo. Ils sont donc à utiliser avec beaucoup de précautions et sous surveillance médicale. Une bonne hygiène de vie vaut mieux que des régimes toujours difficiles à respecter.

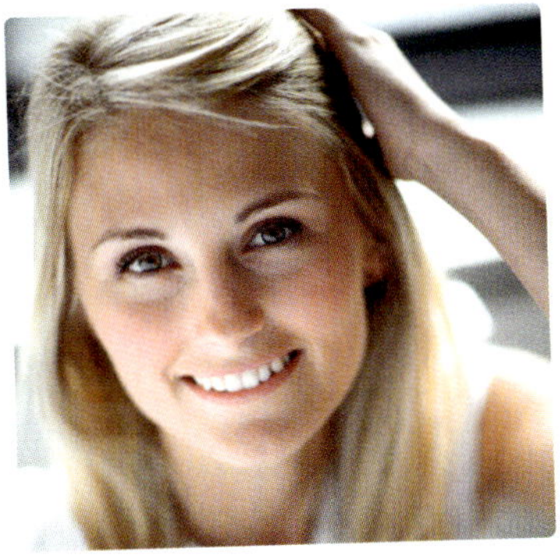

Mon coach et moi

Je me sens ballonné, que faire ?

Les ballonnements ont deux origines principales : l'hygiène de vie et le psychisme.

Ayez une bonne hygiène de vie

Les ballonnements sont dus à de mauvaises habitudes alimentaires : si on ne mange pas de façon équilibrée, si on suit des horaires de travail très flexibles, si on déjeune en quelques minutes, debout, en oubliant de mâcher. Dans ce cas, pour limiter les ballonnements, il faudra veiller à inclure plus de légumes cuits et de céréales complètes dans l'alimentation, à prendre ses repas dans le calme, assis en mastiquant lentement, et à s'accorder au moins vingt minutes de pause pour bien manger et entamer la digestion.

Prenez du temps pour vous !

Les ballonnements peuvent également avoir une origine psychologique si on est d'un naturel anxieux, si on traverse une période de stress importante ou si on succombe à des troubles obsessionnels ou à des phobies. Dans ce cas, le meilleur traitement est la relaxation.

Il faut oser prendre du temps pour soi quotidiennement (quinze minutes peuvent suffire) ou une fois par semaine (deux heures). On peut se détendre dans une atmosphère agréable et un environnement calme pour oublier ses soucis et son rythme de vie effréné.

Et si malgré cela les ballonnements ne cessent pas, il faut consulter son médecin qui pourra en discuter et prescrire un antispasmodique, un relaxant ou quelques séances de massage chez le kinésithérapeute.

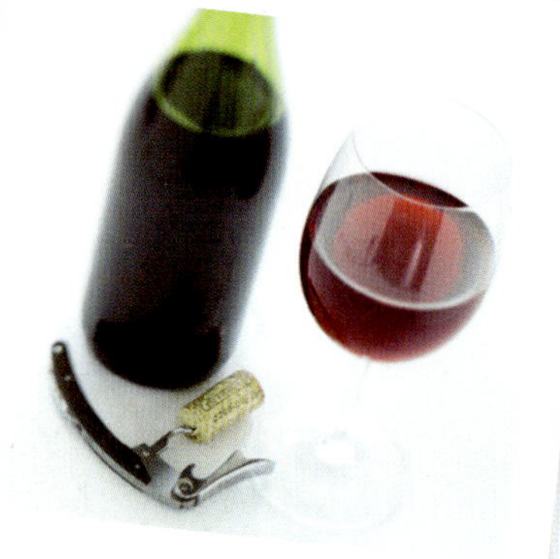

Mon coach et moi

Je dois sortir au restaurant, comment suivre mon régime ?

Le resto ? Ne dites pas : « Quand j'aurai fini mon régime », puisque vous êtes en train de changer toute votre manière de vous nourrir.

Donc, autant y aller tout de suite : si vous sélectionnez vos plats, vous pourrez vous faire plaisir, sans déroger pour autant à vos nouvelles règles. Ces quelques exemples peuvent vous guider :

Dans un restaurant traditionnel

• Choisir un hors-d'œuvre

1 tranche de saumon + 1 toast ou des crustacés à volonté (mais seulement 6 huîtres) + 2 cuillerées à café de mayonnaise ou 1 salade composée au choix (sans foie gras) en contrôlant l'huile, ou 1 carpaccio en contrôlant l'huile, ou 1 salade au crabe ou aux crevettes ou 6 sushis.

• En plat principal

125 grammes de viande ou équivalent + 2 cuillerées à soupe de sauce + légumes verts à l'eau ou 6 sushis.

• Réserve : 2 verres de vin ou 1 apéritif + 1 verre de vin, ou 3 boules de sorbet ou ½ part de tarte ou une île flottante + 2 cuillerées à café de sauce, ou les deux si on ne prend pas de hors-d'œuvre !

Envie de manger chinois ?

Vous avez le souvenir de repas chinois à la fois riches en graisses et en sucres, et vous pensez donc que ce plaisir vous est désormais interdit : erreur ! En choisissant bien votre menu, vous pourrez vous régaler, sans pour autant faire d'extra !

Voici quelques suggestions :

• En hors-d'œuvre, vous pouvez commander : 4 raviolis de crevettes ou de bœuf, ou des pinces de crabe, ou 1 bouillon + 3 ou 4 raviolis, ou 1 rouleau de printemps, ou 1 salade au crabe ou aux crevettes.

• En plat principal : 125 grammes de viande ou équivalences + 2 cuillerées à soupe de sauce + des légumes sautés, ou 6 raviolis.

• Et en dessert : 2 boules de sorbet ou des litchis frais à volonté ou la moitié d'une mangue ou d'un ananas frais.

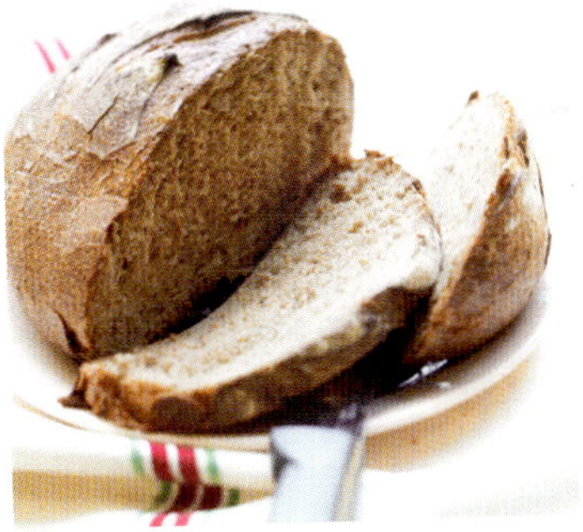

Mon coach et moi

J'ai l'impression de consommer trop de féculents, est-ce grave ?

Le fait que le pain ou les pâtes fassent grossir est un préjugé qui a la vie dure. J'ai croisé bon nombre de patients qui se méfiaient beaucoup du riz et des pâtes, mais beaucoup moins des barres céréalières grignotées à la va-vite dans l'après-midi !

Pain, riz et pâtes ont un pouvoir rassasiant

Il ne faut pas diaboliser les féculents : il faut absolument introduire dans votre programme alimentaire des produits céréaliers, c'est-à-dire essentiellement des aliments comme le pain et ses dérivés, les féculents (pâtes, riz, semoule, pommes de terre, haricots ou lentilles) et les céréales à la mode (quinoa, boulgour, etc.). Ils sont intéressants pour leur pouvoir rassasiant et parce qu'ils nous permettent de mieux dominer notre faim. Ils donnent aussi un aspect convivial à ce régime, qu'on peut alors tout à fait suivre en famille.

Attention aux accompagnements !

Le plus grand inconvénient des féculents réside dans les accompagnements que l'on utilise. Pour information, 200 grammes de pâtes blanches avec du ketchup contiennent environ 100 grammes de sucres lents pour 200 kcal ou encore 220 si l'on compte le ketchup, ce qui finalement ne fait pas tellement plus ! En revanche, si vous avez l'idée d'utiliser deux cuillerées d'huile, de beurre ou de crème fraîche, l'addition passera respectivement à 400, 350, ou 320 kcal. C'est donc bien les sauces et accompagnements qu'il va nous falloir apprendre à maîtriser, plus que les féculents !

CONSOLIDATION 1 600 kcal/jour

	Jour 1	Jour 2	Jour 3	Jour 4
Petit déjeuner	• Café, thé ou infusion sans sucre ou avec édulcorant • 4 tranches de pain complet (60 g) • 10 g de beurre • 100 g de fromage blanc nature 20 % • 200 g de framboises	• Café, thé ou infusion sans sucre ou avec édulcorant • 4 tranches de pain complet (60 g) • 10 g de beurre • 2 petits-suisses nature 20 % • 1 pêche	• Café, thé ou infusion sans sucre ou avec édulcorant • 4 tranches de pain complet (60 g) • 10 g de beurre • 1 yaourt nature à base de lait demi-écrémé • 3 quetsches	• 1 boisson chaude sans sucre • 4 tranches de pain complet (60 g) • 10 g de beurre • 100 g de fromage blanc nature 20 % • 140 g de figues fraîches
Déjeuner	• Salade de tomate à l'échalote + sauce vinaigrette allégée maison • 150 g de filet de flétan en papillote sans MG • Haricots verts et champignons poêlés sans MG • 30 g de petit livarot • 2 tranches de pain complet (30 g) • 1 pomme	• Salade de courgettes crues râpées au jus de citron et feuilles de coriandre • 160 g de crevettes roses cuites décortiquées froides • Mélange de pousses de soja fraîches, tomates cerise et jus de citron • Pâtes au pistou et au parmesan (voir p. 159) • 2 tranches de pain complet (30 g) • 1 petit pomelo	• Salade de chou blanc + sauce vinaigrette allégée maison • 125 g de steak haché de bœuf à 5 % de MG cuit sans MG • Parmentier tricolore (voir p. 155) gratiné avec 20 g d'emmental • 200 g de groseilles	• Bâtonnets de concombre à croquer à la fleur de sel + sauc vinaigrette allégée maison • 125 g de pavé de saumon grillé sans MG • Fondue d'émincé de fenouil sans MG, avec jus de citron et ¼ de cub de bouillon de légumes dégraissé • 150 g de quinoa cuit sans MG • 2 petits-suisses nature 20 % • 1 compote de fruits sans sucre ajouté
Dîner	• Salade de radis roses + sauce vinaigrette allégée maison • 150 g de lanières de blanc de poulet poêlées sans MG à la sauce soja • Chou chinois sauté sans MG au wok avec du gingembre + 150 g de vermicelles de riz cuits sans MG • 1 yaourt nature à base de lait demi-écrémé • 3 abricots	• Salade de carottes râpées + sauce vinaigrette allégée maison • 2 œufs brouillés sans MG aux fines herbes • Épinards cuits à l'étouffée sans MG • 1 yaourt nature à base de lait demi-écrémé • 1 nectarine	• Gaspacho léger (voir p. 113) • 150 g de jambon de blanc de dinde et cornichons • Bâtonnets de carotte et fleurettes de chou-fleur poêlées sans MG au vinaigre balsamique • 100 g de fromage blanc 20 % • 30 g de pain complet grillé avec 1 c. à c. d'huile d'olive pour des croûtons • 120 g de cerises	• Salade de champignons de Paris citronnés + sauce vinaigrette allégée maison • 120 g de tofu nature en dés poêlé sans MG aux herbes de Provence • Poivrons grillés à l'ail sans MG • 30 g de feta • 2 tranches de pain complet (30 g) • 1 papaye

Menus types

Jour 5

- Café, thé ou infusion sans sucre ou avec édulcorant
- 4 tranches de pain complet (60 g)
- 10 g de beurre
- 1 yaourt nature à base de lait demi-écrémé
- 1 nectarine

- ½ avocat et jus de citron + sauce vinaigrette allégée maison
- 90 g de foie de veau poêlé sans MG aux échalotes
- Tomates, carottes et poireaux braisés sans MG
- 150 g de lentilles vertes cuites sans MG
- 2 petits-suisses nature 20 %
- 1 petit pomelo

- 140 g de fonds d'artichaut + sauce vinaigrette allégée maison
- 150 g de bar cuit au four en papillote avec des rondelles de citron et aneth
- Julienne de légumes cuite sans MG
- 30 g de petit livarot
- 2 tranches de pain complet (30 g)
- 1 pêche

Jour 6

- Café, thé ou infusion sans sucre ou avec édulcorant
- 4 tranches de pain complet (60 g)
- 10 g de beurre
- 20 g de gouda au cumin
- 150 g de papaye

- Salade de chou blanc au vinaigre balsamique
- Galette de sarrasin aux fruits de mer (voir p. 168)
- Salade de jeunes pousses au jus de citron avec 30 g de gouda en dés
- 2 tranches de pain complet (30 g)
- 200 g de framboises

- ½ avocat et jus de citron
- 2 œufs durs
- Carottes râpées au jus de citron et fleur de sel + sauce vinaigrette allégée maison
- 2 petits-suisses nature 20 %
- 2 tranches de pain complet (30 g)

Jour 7

- Café, thé ou infusion sans sucre ou avec édulcorant
- 4 tranches de pain complet (60 g)
- 10 g de beurre
- 2 petits-suisses nature 20 %
- 200 g de groseilles

- Salade de tomates au basilic + sauce vinaigrette allégée maison
- 125 g d'escalope de veau grillée sans MG
- Courgettes poêlées à l'ail
- 150 g de farfalles complètes (pâtes) cuites sans MG
- 1 yaourt nature à base de lait demi-écrémé
- 3 abricots

- Salade de radis roses + sauce vinaigrette allégée maison
- 125 g de rumsteck grillé au poivre sans MG
- Champignons poêlés sans MG
- 30 g de petit livarot
- 30 g de figues séchées
- 2 tranches de pain complet (30 g)

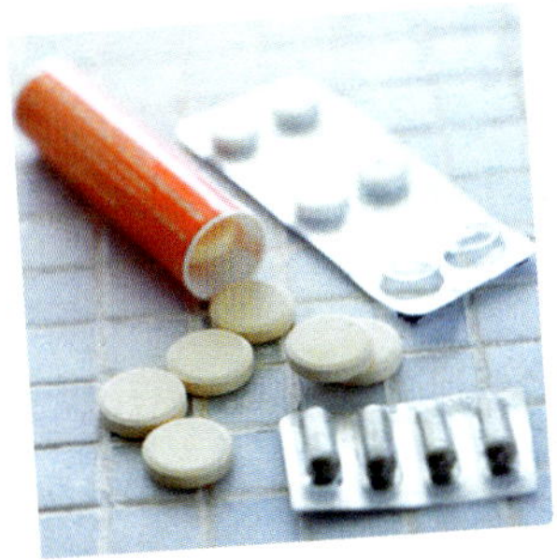

L'intérêt de la vitamine C

De façon ponctuelle, la vitamine C peut être un complément utile si vous vous trouvez dans l'une des « situations à risque de déficience en vitamine C ».

Cela regroupe : les femmes enceintes et allaitantes ; les personnes âgées ; les personnes ayant très régulièrement des repas déstructurés ; les personnes ne consommant pas suffisamment de fruits et de légumes ; les personnes stressées, surmenées ; les sportifs ; les fumeurs ; les personnes carencées en fer et celles souffrant d'un rhume ou d'un état grippal.

Attention : une consommation exagérée de vitamine C peut engendrer des désordres gastro-intestinaux. Demandez conseil à votre médecin.

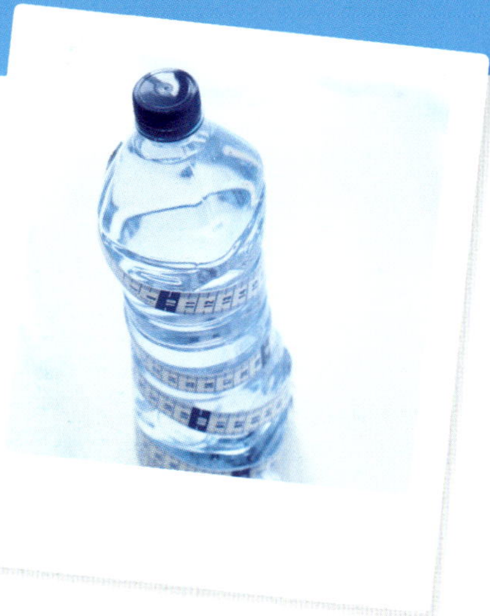

Mon coach et moi

J'adore le beurre, dois-je m'en passer à jamais ?

À cette phase de notre régime, il faut absolument apprendre à rééquilibrer nos repas, et surtout à ne pas s'interdire les aliments qu'on adore, sinon la phase de consolidation sera à coup sûr un échec.

Oui, le beurre contient 82 % de matières grasses, mais c'est un produit riche en vitamine A, en rétinol et en carotène. Il renferme également un peu de vitamine D. Riche en acides gras saturés (ceux qui « bouchent » les artères) et affichant 250 milligrammes de cholestérol aux 100 grammes, il est recommandé de le consommer de manière raisonnable.

Une noisette de beurre, c'est possible !
Rassurez-vous, vous n'aurez pas à bannir le beurre toute votre vie. Tout d'abord, vous noterez que j'en ai proposé régulièrement dans mes menus. Environ 5 grammes tous les jours dans les menus à 900 kcal et 10 grammes dans les menus à 1 400 kcal. N'oubliez pas que vous consommerez également d'autres sources de matières grasses comme les huiles végétales en les variant.

Puis-je beurrer mes plats ?
Vous avez sans doute entendu dire que le beurre cuit était particulièrement nocif pour la santé. Le beurre noirci dans la poêle, utilisé régulièrement et en grande quantité, est en effet très difficile à digérer pour l'estomac. Mais si vous beurrez un plat de temps à autre, il n'y a aucun risque pour votre santé, vous pouvez vous faire plaisir !
Préférez cependant une noisette de beurre frais en fin de cuisson, afin de conserver toute la saveur et toutes les vitamines.

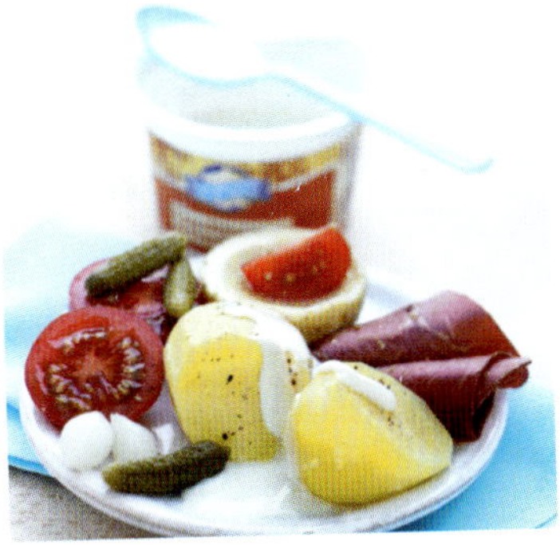

Mon coach et moi

Puis-je consommer de la charcuterie ?

Du jambon de Bayonne aux rillettes du Mans, nos plus belles régions regorgent de spécialités charcutières aussi riches que savoureuses ! Les « chairs cuitiers », comme on disait autrefois, s'invitent également dans nos buffets dînatoires et sur les nappes de nos pique-niques du dimanche.

Qu'est-ce que la charcuterie ?

La charcuterie désigne l'ensemble des préparations alimentaires à base de viande de porc crue ou cuite et souvent de sel ajouté comme agent de conservation.

Le point fort des charcuteries est sans aucun doute leur richesse en protéines (20 % en moyenne) et en fer (le boudin noir est l'aliment le plus riche en fer de bonne qualité).

Cependant, leur mauvaise réputation est également fondée puisque la plupart d'entre elles sont aussi riches en lipides (jusqu'à 40 % pour certains saucissons) et en sel : il faut donc les consommer avec modération.

Savoir faire les bons choix

Certaines préparations sont naturellement pauvres en matières grasses puisque fabriquées à partir des parties les plus maigres du porc. Un petit truc à retenir, plus on va vers l'arrière plus la viande est maigre : jambon, filet mignon et pointe de filet. Il est également très facile d'enlever le contour gras des tranches, afin de diminuer l'apport lipidique de plus de moitié ! À consommer en équivalence avec une portion de viande : le jambon blanc, le jambon cru, la noix de jambon, le bacon, la viande des Grisons et les tripes (attention au mode de préparation).

Pour les autres charcuteries, vous pouvez les consommer occasionnellement en équivalence avec 125 grammes de viande et une cuillerée à soupe d'huile, de façon à compenser l'apport de graisses supplémentaire : 30 grammes de rillettes, pâté ou saucisson, andouille, une andouillette, un boudin, une grosse saucisse ou deux petites.

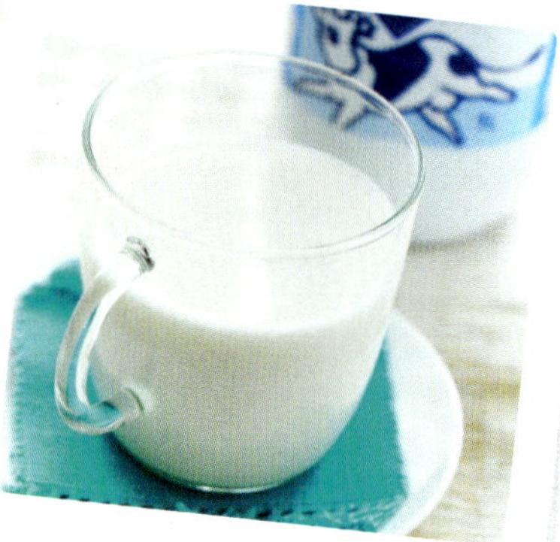

Mon coach et moi

Comment prévenir l'ostéoporose tout en poursuivant mon régime ?

L'ostéoporose (« ostéo » du grec osteon, l'os, et « porose » du grec poros, le passage) est une maladie du squelette caractérisée par une déminéralisation et une détérioration des os.

Lorsqu'on avance en âge, les os étant plus fragiles, les risques de fractures sont plus importants.
À la ménopause, les modifications hormonales associées à un faible apport en calcium sont à l'origine de cette maladie.
Il est aujourd'hui possible de se construire et de conserver des os solides. Pour la consolidation de votre squelette, vous avez besoin de calcium et de vitamine D. D'autre part, pour fortifier la masse musculaire qui supporte le squelette, vous devez veiller impérativement à vos apports en protéines.

• Pour un apport en calcium suffisant, consommez trois à quatre produits laitiers par jour. Le lait frais ou pasteurisé, entier ou écrémé, en poudre ou concentré, apporte toujours autant de calcium. Si vous ne supportez pas les laitages (yaourts, fromages blancs, petits-suisses, faisselles, fromages), pensez à certaines eaux minérales riches en calcium ou au lait de soja enrichi en calcium.

• Pour un apport en vitamine D suffisant à la fixation du calcium, consommez une à deux portions de poisson gras par semaine (thon, saumon, sardine, maquereau, haddock), des jaunes d'œufs et sortez chaque jour car l'action du soleil sur la peau est nécessaire à l'organisme pour fabriquer de la vitamine D.

• Pour un apport en protéines de bonne qualité, consommez une à deux fois par jour de la viande, du poisson ou des œufs.

• Et n'oubliez pas de bouger, car l'activité physique entretiendra vos muscles et stimulera bien évidemment le renouvellement osseux.

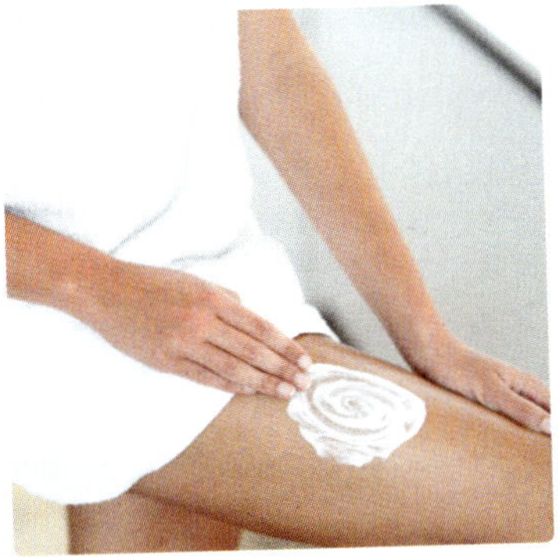

Mon coach et moi

Je n'arrive pas à éradiquer ma cellulite

Que l'on ait ou non des kilos en trop, la cellulite reste toujours un ennemi juré pour les femmes !

Un problème très féminin

Nous ne sommes pas tous égaux devant la cellulite. En effet, 90 % des femmes en présentent contre seulement 2 % des hommes. Alors que la cellulite chez les femmes est localisée au niveau des hanches, des fesses et des jambes, celle des hommes se concentre sur l'abdomen. La capacité d'un organisme à développer plus ou moins de cellulite dépend de la finesse de la peau, des gènes, de la qualité de la circulation sanguine, des hormones mais également et surtout de l'hygiène de vie et de l'alimentation.

Crème, boissons et massage

Plus que la crème, c'est le massage qui permet de gagner en centimètres. Les seules crèmes ayant réellement un effet plus ou moins important sur la cellulite sont celles à base de caféine. Sur le même terrain, on trouve également de nombreuses boissons anti-cellulite dont l'effet est plus diurétique qu'amincissant.

Puisque les massages semblent être la clef du succès, le célèbre « palper-rouler » fait des adeptes. Il peut être pratiqué manuellement ou grâce à des appareils d'endermologie, le LPG ou le cellu M6, qui se révèlent être douloureux à domicile mais relativement supportables chez un kinésithérapeute.

Le sport est votre ami

Enfin, le sport reste à mon avis la seule solution réellement efficace pour réduire l'aspect peau d'orange et vaincre sa cellulite. Certaines salles de sport proposent aujourd'hui des parcours « spécial cellulite », mais un cours de musculation ciblé sur les zones concernées associé à un effort d'endurance est également à recommander.

CONSOLIDATION 1 600 kcal/jour

	Jour 1	Jour 2	Jour 3	Jour 4
Petit déjeuner	• Café, thé ou infusion sans sucre ou avec édulcorant • 4 tranches de pain complet (60 g) • 10 g de beurre • 100 g de fromage blanc nature 20 % • 3 abricots	• Café, thé ou infusion sans sucre ou avec édulcorant • 4 tranches de pain complet (60 g) • 10 g de beurre • 150 ml de lait demi-écrémé • 120 g de cerises	• Café, thé ou infusion sans sucre ou avec édulcorant • 4 tranches de pain complet (60 g) • 10 g de beurre • 100 g de fromage blanc nature 20 % • 250 g de pastèque	• Café, thé ou infusion sans sucre ou avec édulcorant • 4 tranches de pain complet (60 g) • 10 g de beurre • 1 yaourt nature à base de lait demi-écrémé • ½ banane
Déjeuner	• Rondelles de concombre à la menthe + sauce vinaigrette allégée maison • 80 g de crevettes roses • Haricots verts poêlés au jus sans MG • Flan aux poires (voir p. 184) • 2 tranches de pain complet (30 g)	• Dés de betterave persillés + sauce vinaigrette allégée maison • 125 g de filet mignon de porc rôti sans MG • Curry de lentilles (voir p. 134) • 2 petits-suisses nature 20 % • 2 kiwis • 20 g de pain complet	• Radis roses à la croque au sel et 5 g de beurre • Axoa de veau (voir p. 129) • 150 g de riz sauvage cuit sans MG • 1 yaourt nature à base de lait demi-écrémé • 3 abricots	• Salade croquante de courgettes au citron et sésame grillé (voir p. 118) • 150 g d'aiguillettes de dinde poêlées avec 1 c. à c. d'huile de tournesol • Navets poêlés sans MG déglacés au vinaigre balsamique • 185 g de pommes de terre vapeur • 2 petits-suisses nature 20 % • 120 g de cerises
Dîner	• Chou rouge râpé et vinaigre de framboise • 125 g de bœuf tranché en carpaccio + 1 c. à c. d'huile d'olive • 185 g de pommes de terre vapeur • 20 g de parmesan • Fenouil vapeur • 250 g de pastèque	• Carottes râpées au persil et jus de citron • Œufs cocotte • Brocolis vapeur et coulis de tomate • 30 g de brie de Meaux • 150 g d'ananas frais • 2 tranches de pain complet (30 g)	• Tomates en rondelles et basilic + sauce vinaigrette allégée maison • 130 g de jambon blanc cuit supérieur découenné dégraissé • Dés d'aubergine braisés sans MG au thym • 40 g de chèvre frais • 1 nectarine • 2 tranches de pain complet (30 g)	• Salade verte + sauce vinaigrette allégée maison • 160 g de moules marinières • Fenouil braisé sans MG • 25 g de bleu d'Auvergne • 150 g d'ananas frais • 2 tranches de pain complet (30 g)

Menus types

Jour 5

- Café, thé ou infusion sans sucre ou avec édulcorant
- 4 tranches de pain complet (60 g)
- 10 g de beurre
- 100 g de fromage blanc nature 20 %
- 150 g de myrtilles

- Chou rouge râpé aux échalotes et vinaigre de cidre
- Magret de canard rôti sans MG
- Rondelles de courgette vapeur citronnées
- 150 g de boulgour cuit sans MG
- 1 yaourt nature à base de lait demi-écrémé
- 125 g de pastèque

- Salade de céleri branche et 20 g de copeaux de parmesan
- Choucroute aux trois poissons (voir p. 148)
- ¼ de mangue
- 2 tranches de pain complet (30 g)

Jour 6

- Café, thé ou infusion sans sucre ou avec édulcorant
- 4 tranches de pain complet (60 g)
- 10 g de beurre
- 2 petits-suisses nature 20 %
- 150 ml de jus d'orange

- Carottes râpées au persil + sauce vinaigrette allégée maison
- 125 g de steak haché de bœuf 5 % de MG grillé sans MG
- Ratatouille préparée sans MG
- 150 g de tagliatelles cuites sans MG
- 1 yaourt nature à base de lait demi-écrémé
- 150 g de myrtilles

- Rondelles de tomates et ciboulette + sauce vinaigrette allégée maison
- Œuf au plat au bacon (1 œuf et 60 g de filet de bacon) sans MG
- Haricots verts poêlés sans MG à l'échalote
- 25 g de bleu d'Auvergne
- 250 g de melon
- 2 tranches de pain complet (30 g)

Jour 7

- Café, thé ou infusion sans sucre ou avec édulcorant
- 4 tranches de pain complet (60 g)
- 10 g de beurre
- 100 g de fromage blanc à 20 %
- ½ banane

- Dés de concombre à la ciboulette + sauce vinaigrette allégée maison
- 125 g de rôti de veau sans MG
- Tomates rôties aux herbes sans MG
- 150 g de riz sauvage cuit sans MG
- 1 yaourt nature à base de lait demi-écrémé
- 1 nectarine

- Salade verte + sauce vinaigrette allégée maison
- 125 g de darne d'espadon grillée aux herbes sans MG
- Navets vapeur persillés
- 40 g de chèvre frais
- ½ mangue
- 2 tranches de pain complet (30 g)

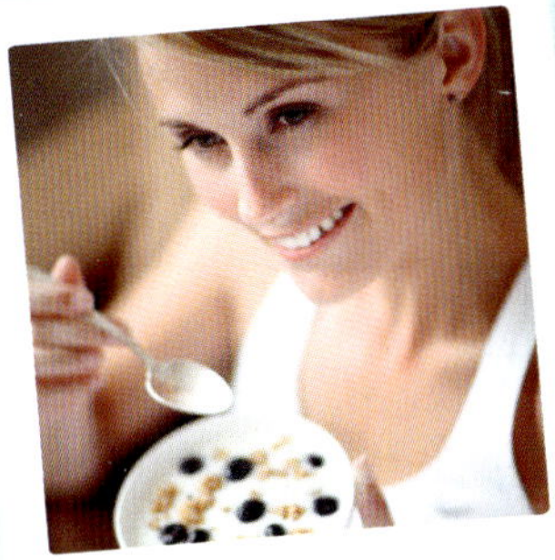

La revanche des fibres

Les Français n'en consomment pas suffisamment : 17 grammes par jour au lieu des 25 à 30 grammes par jour conseillés.

Les fibres alimentaires ont la particularité de ne pas être digérées au niveau de l'estomac et de l'intestin : c'est une aubaine quand on contrôle son poids !

On distingue les fibres insolubles (dans les céréales et les féculents) qui se gonflent d'eau pour contribuer à l'évacuation des selles et au nettoyage des intestins et les fibres solubles (dans les fruits et les légumes) qui aident à l'élimination du mauvais cholestérol (LDL) et ralentissent l'absorption des glucides (sucres) : un vrai bénéfice pour les diabétiques.

Régulation du transit, sensation de satiété... autant de bonnes raisons de consommer des fibres !

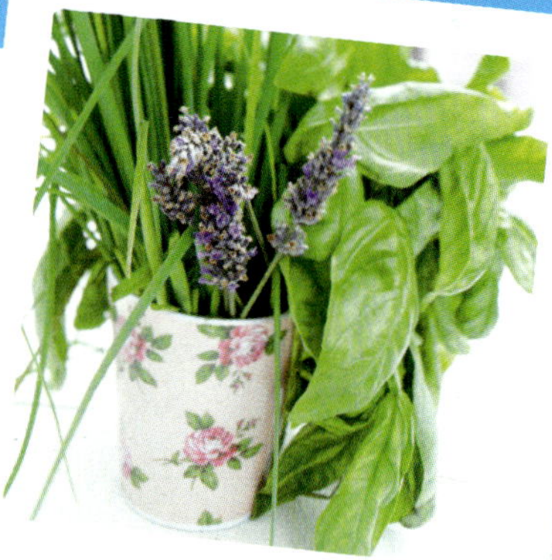

Je sale trop, car je trouve le régime fade, que faire ?

Vous salez pour donner du goût, alors qu'il existe une quantité d'herbes et d'épices qui peuvent vous aider à varier les saveurs. Voici quelques exemples qui devraient vous permettre de lever le pied sur le sel :

Épicez !

Le curry, en poudre ou en pâte, parfume l'agneau, le poulet, les crustacés, le riz ainsi que les légumineuses. **Le cumin** en graines entières accommode les choux, les pommes de terre ou encore les pommes au four. **La muscade** râpée embaume les gratins de légumes, les plats à base de chou, l'agneau, le veau et les plats à base de fromage. Je vous conseille d'en saupoudrer l'ananas frais, les oranges ou encore les fraises. **Le clou de girofle** entier ou en poudre peut réveiller les potages, le riz pilaf ou le chou. **Le paprika** en poudre accommode délicieusement les marinades pour les viandes et les plats à base d'œufs et de poissons. **La vanille** sous diverses formes relève les produits laitiers, compotes et entremets. **La cannelle** en bâton ou en poudre aromatise les yaourts ainsi que les fruits en salade ou au four.

Mettez-vous au vert !

Le basilic frais se rajoute au dernier moment dans un potage pour préserver son arôme. **La sarriette** fraîche ou séchée va dans les farces, sauces, potages, accompagne les légumes, la volaille... **L'aneth** frais en graines ou en poudre accommode délicieusement vos poissons en papillote, vos salades de concombres et de pommes de terre (à ajouter au dernier moment s'il est frais). **L'estragon** frais, séché ou en poudre parfumera les œufs, veloutés de légumes, viandes blanches et vinaigrettes. **Le cerfeuil** se marie très bien avec le poisson, les œufs, toutes sortes de salades, les potages ou encore les sauces. **La coriandre** fraîche parfume vos salades ou légumes cuits. **La ciboulette** agrémente vos potages, vinaigrettes, œufs, pommes de terre vapeur, et peut être mélangée à du fromage blanc 0 % sur du pain. **Le thym** sous toutes les formes accommode vos salades, marinades, et potages !

Mon coach et moi

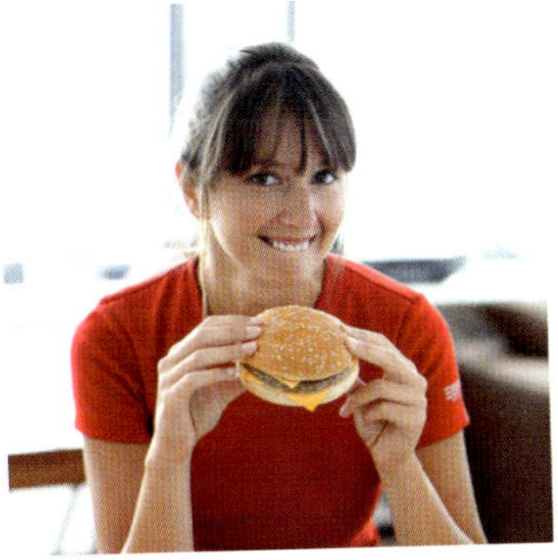

Mon coach et moi

Après un régime, comment ne pas regrossir ?

Voici cinq règles d'or pour vous aider à conserver la ligne durablement. Comme elles vont vous accompagner toute votre vie, cela vaut certainement la peine de les apprendre et de les retenir.

1. D'abord, respectez scrupuleusement le modèle alimentaire qui vous est désormais devenu familier. Prenez trois fois par jour un repas sain et varié, buvez un litre et demi de boissons désaltérantes et pauvres en calories et pratiquez aussi régulièrement que possible un exercice physique et/ou un sport.

2. Tentez de limiter vos consommations de snacks, d'encas et de goûters au moment où vous avez vraiment faim. N'en faites pas une habitude ni un rendez-vous quotidien.

3. Prenez pleinement conscience de vos moments à risque. Vous avez bien sûr, tout au fond de vous, repéré les situations dans lesquelles vous êtes vulnérable sur le plan alimentaire : devant la télévision, les samedis après-midi avec les copines, etc. Ayez le courage de regarder ces moments avec lucidité, vous serez alors moins fragile et vous ferez un peu plus attention !

4. Évitez autant que possible les produits dont vous savez qu'ils ne sont pas « bons » pour votre ligne. Cela ne vous interdit évidemment pas de consommer des biscuits sucrés ou du chocolat en barre. Mais si, par exemple, vous savez pertinemment qu'à chaque fois que vous ouvrez une plaquette de chocolat, vous êtes incapable de ne pas la finir, alors n'en achetez pas. Offrez-vous plutôt un « rocher » de temps à autre chez le boulanger.

5. Ne culpabilisez pas quand, exceptionnellement, vous succombez à la tentation, mais reprenez ensuite immédiatement vos excellentes habitudes. Un écart n'est qu'un moment isolé : il ne tient qu'à vous de faire en sorte qu'il reste une parenthèse sans conséquence.

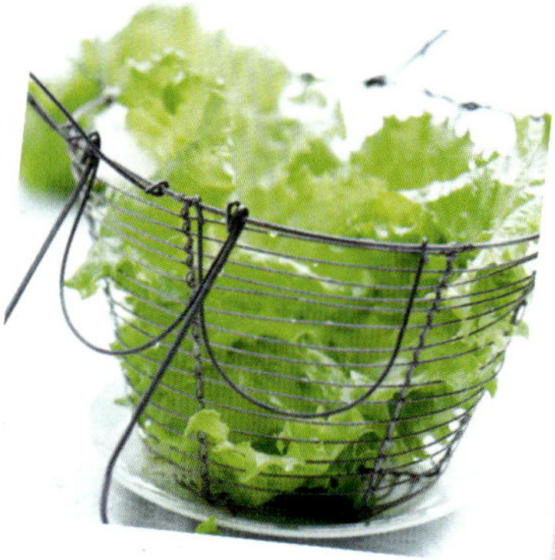

Mon coach et moi

Que dois-je faire sur le plan pratique pour être sûr de manger équilibré ?

Manger équilibré, c'est manger varié et manger de tout

Comme vous le savez certainement, on classe l'ensemble des aliments en sept familles distinctes : les produits laitiers, les fruits et légumes, les viandes, poissons et œufs, les féculents et produits céréaliers, les matières grasses, les produits sucrés et les boissons.

Répartition alimentaire

Sur une journée, la répartition de ces groupes d'aliments doit être la suivante :

- les produits laitiers : 1 portion à chaque repas ;
- les fruits et légumes : au moins 5 portions par jour ;
- les viandes, poissons, œufs : 1 à 2 portions par jour ;
- les féculents et produits céréaliers : 1 portion à chaque repas ;
- les matières grasses : à limiter, en assaisonnement ;
- les produits sucrés : à limiter, on peut même s'en passer ;
- les boissons : seule l'eau est indispensable à notre organisme, il faut en boire un litre et demi par jour.

Exemple de menus

En pratique, il suffit d'appliquer - et j'aurais même tendance à dire « de dupliquer » - le schéma des menus du programme à 1 400 kcal. Soit :

Petit déjeuner	Déjeuner	Dîner
• 1 boisson chaude • 1 produit laitier • 1 produit céréalier • 1 fruit	• 1 crudité (fruit et/ou légume) • 1 crudité ou 1 féculent ou ½ portion de chaque • 1 portion de viande, de poisson ou d'œuf • 1 produit laitier • Un peu de matière grasse en assaisonnement • De l'eau	• 1 crudité (fruit et/ou légume) • 1 crudité ou 1 féculent ou ½ de chaque, selon le déjeuner • 1 portion de viande, de poisson ou d'œuf (facultative s'il y en avait une à midi) • 1 produit laitier • Un peu de matière grasse en assaisonnement • De l'eau

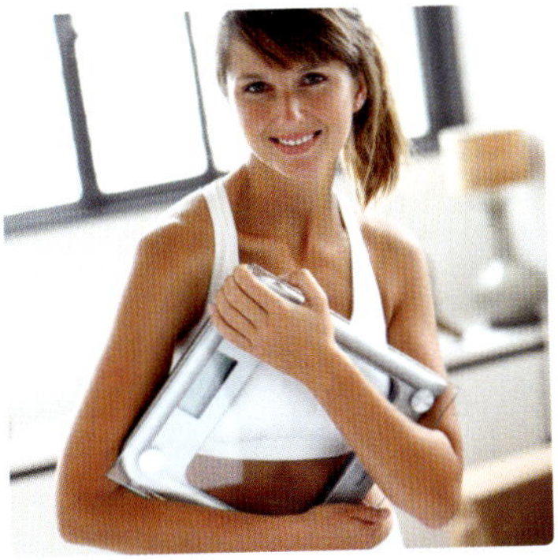

Mon coach et moi

Dois-je continuer à me peser et à noter mes repas dans mon carnet ?

Après plusieurs mois de programme, il ne s'agit plus pour vous de vous peser et de vous mesurer chaque semaine pour poursuivre votre perte de poids ni de noter scrupuleusement chacun de vos repas dans le carnet, mais il est important de ne pas vous « laisser aller » pour ne pas reprendre les kilo perdus.

• Votre carnet minceur : pensez à y inscrire les aliments savoureux et les bonnes recettes que vous avez goûtés, les trucs que vous avez expérimentés : ceux qui marchent pour vous et aussi ceux qui marchent moins bien... Vous allez vous créer un guide personnel à consulter en période de doute. Et continuez à noter vos repas libres car, en cas de reprise de poids, vous pourrez plus facilement identifier vos erreurs.
• Votre balance : pesez-vous une ou deux fois par mois, c'est suffisant pour rectifier les éventuels dérapages.
• Vos mesures corporelles : votre garde-robe est « la gardienne de votre nouveau corps » ! Vous avez certainement déjà acheté un jean ou une petite jupe dont vous rêviez. Ces nouvelles tenues sont les garantes de votre maintien, puisqu'elles vous rappelleront à l'ordre si c'est nécessaire !
• Une surveillance rapprochée : en pratique, conserver cinq repas diététiques par semaine vous remémorera de façon régulière les bases du programme... et les efforts que vous avez dû fournir pour réussir votre régime.

Rappelez-vous qu'au-delà de deux plats « riches », un repas devient excessif. N'oubliez pas non plus que vous pouvez toujours vous rattraper grâce aux repas de récupération.

Mon carnet de recettes

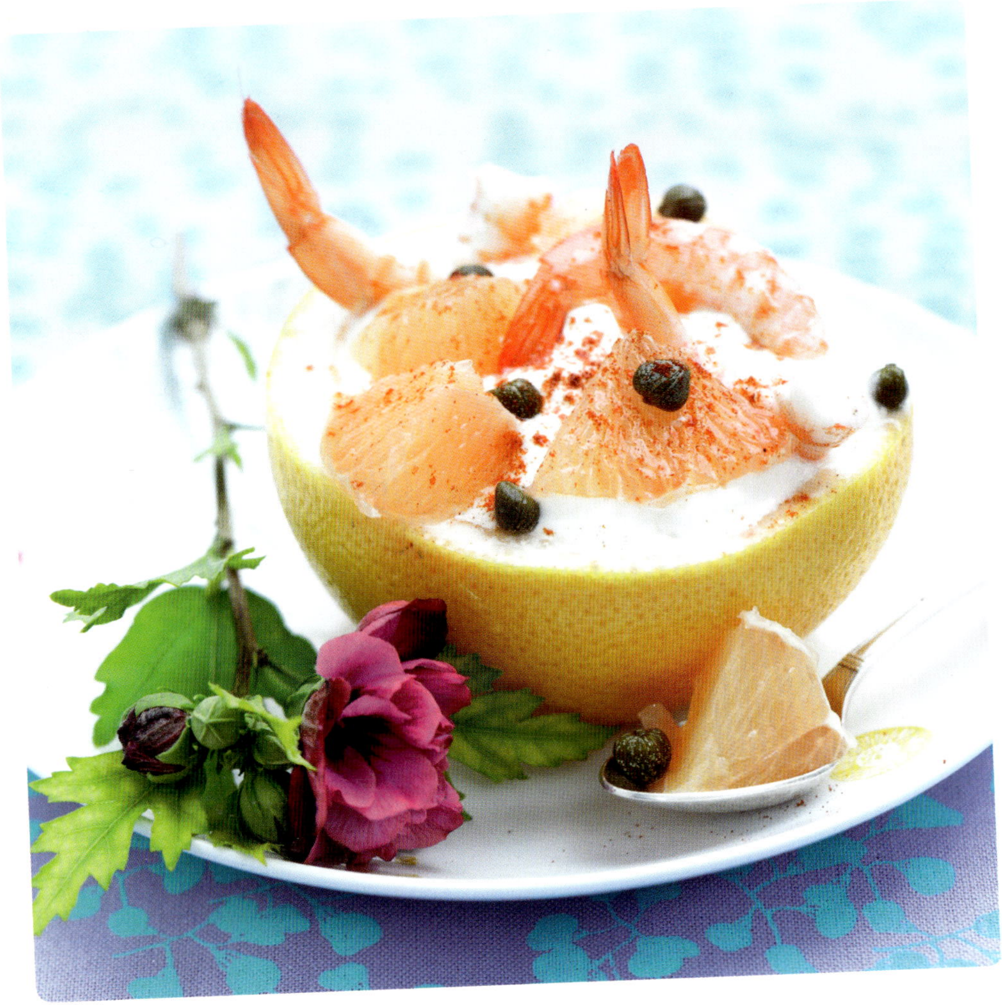

Pamplemousse au fromage blanc et crevettes

Voici une recette très fraîche et très originale,
mariant le sucré du pamplemousse et le salé des crevettes.
Vous allez vous régaler avec cette entrée !

POUR 1 PERSONNE

- **½ pamplemousse**
- **125 g de fromage blanc 0 %**
  >> fromage blanc à 20 % pour la formule Consolidation à 1 600 kcal
- **100 g de crevettes cuites**
- **1 cuillerée à soupe de câpres**
- **½ cuillerée à café de moutarde**
- **1 pincée de paprika**
- **Sel, poivre**

1. Couper le pamplemousse en deux.

2. Détacher la pulpe avec un couteau. Épépiner et couper en grands cubes.

3. Mélanger le fromage blanc, les crevettes, les câpres, la moutarde et le paprika dans un récipient approprié, assaisonner de sel et de poivre.

4. Verser les cubes de pamplemousse bien égouttés dans cette préparation et en remplir la moitié du pamplemousse.

Aubergines farcies au thon

Cette recette d'aubergines farcies au thon est vraiment délicieuse. Elle est parfaite pour se régaler tout en prenant soin de sa ligne. Essayez-la, vous allez être surpris par son goût !

POUR 1 PERSONNE

- **1 aubergine**
- **2 tomates**
- **Basilic**
- **Coriandre**
- **1 boîte moyenne de thon au naturel**

1. Couper l'aubergine en deux dans le sens de la longueur et la piquer de quelques coups de couteau.
2. La mettre au four pendant 30 minutes à 180 °C (th.6). Vider l'aubergine grillée.
3. Couper les tomates en morceaux et les faire revenir dans une poêle antiadhésive avec la pulpe d'aubergine. Saupoudrer de basilic et d'un peu de coriandre.
4. En fin de cuisson, ajouter le thon émietté.
5. Remplir l'aubergine du mélange. Remettre au four 10 minutes environ.

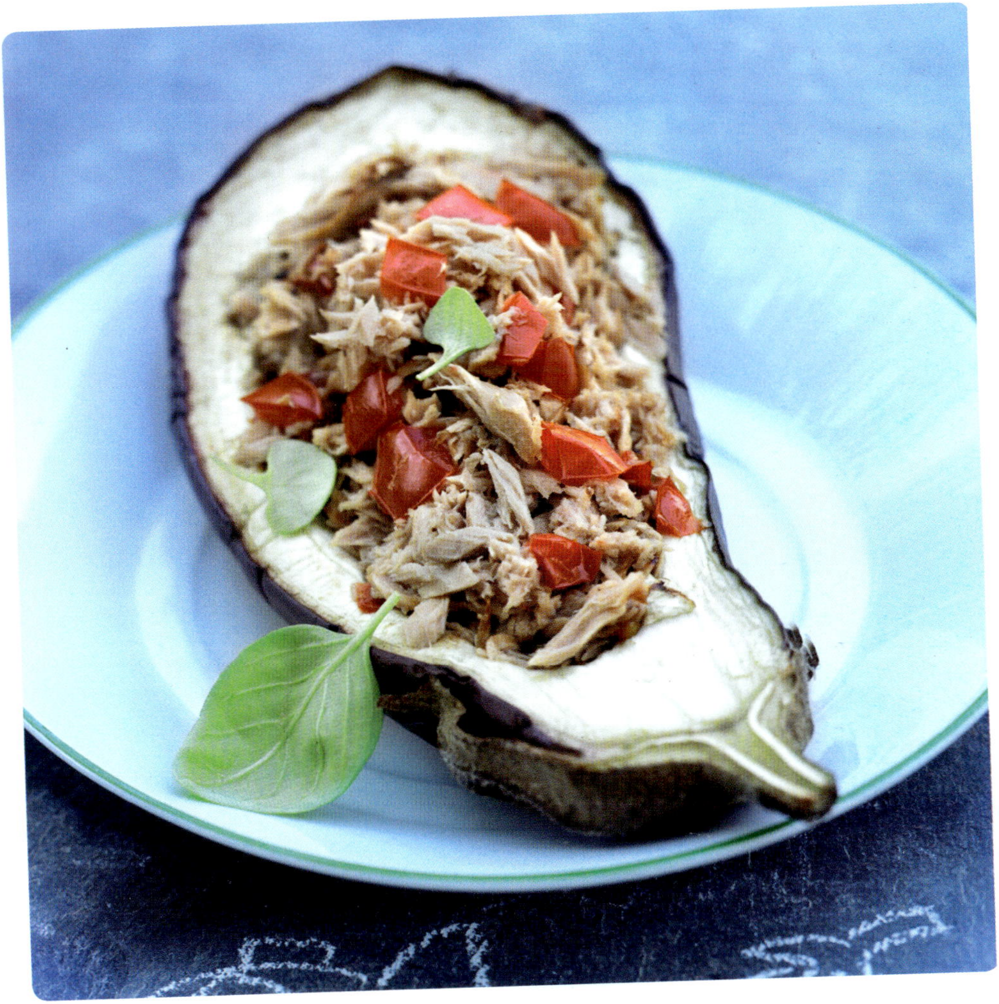

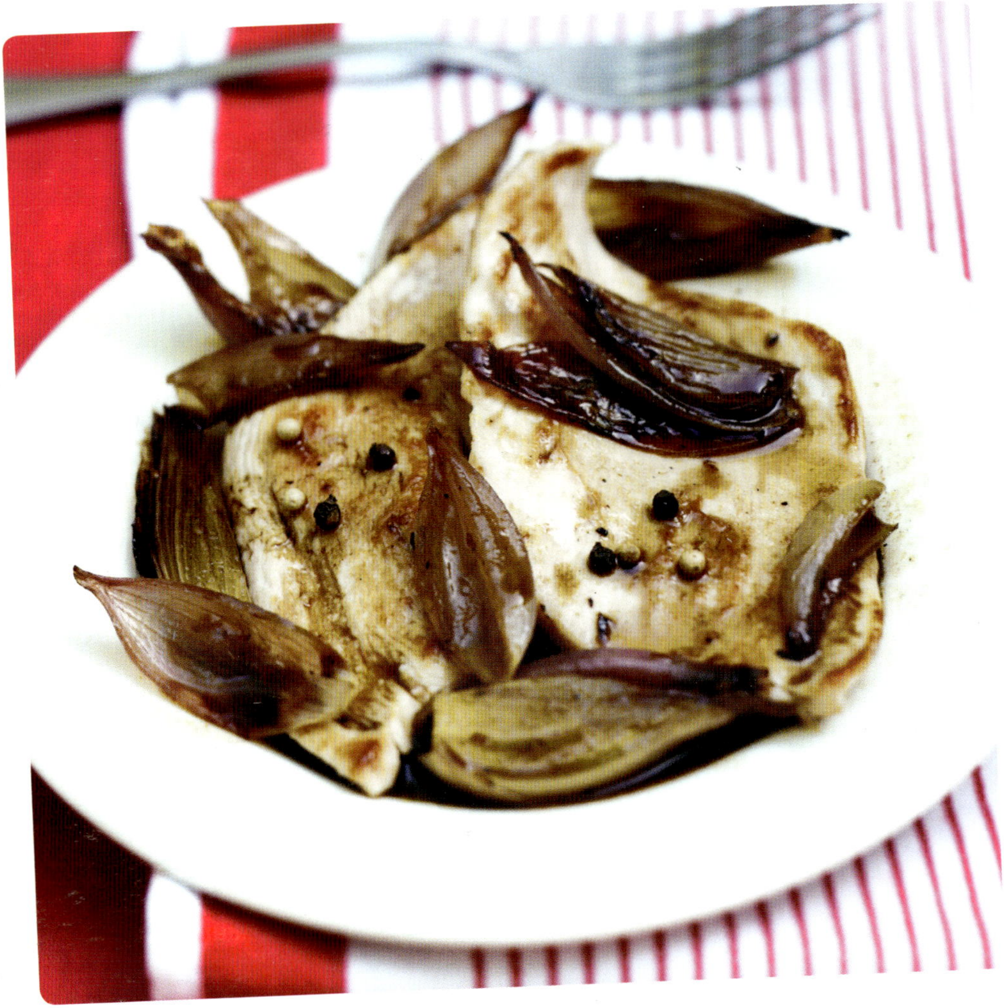

Blancs de poulet au confit d'échalotes

Cette recette sera parfaite pour un repas improvisé, rapidement préparé. Le confit d'échalotes accompagnera à merveille vos blancs de poulet grillés.

POUR 1 PERSONNE

- **125 g d'échalotes**
- **1 cuillerée à café d'huile d'olive**
  >> sauf pour la formule Booster à 900 kcal
- **½ cuillerée à café de miel**
- **1 cuillerée à soupe de vinaigre balsamique**
- **5 cl de bouillon de volaille**
- **150 g de blancs de poulet**
- **Sel, poivre**

1. Couper les échalotes en quatre. Les faire revenir avec l'huile dans une poêle antiadhésive.
2. Ajouter le miel, laisser caraméliser puis déglacer avec le vinaigre balsamique.
3. Incorporer le bouillon de volaille, couvrir la poêle et laisser confire à feu doux pendant 25 minutes. Saler, poivrer.
4. Pendant ce temps, faire griller les blancs de poulet sans matières grasses.
5. Servir la volaille entourée de confit d'échalotes.

Brochettes de roulés de cabillaud au curcuma et sésame

Voici une recette aux saveurs asiatiques comme vous en rêvez.
Alors, si vous aimez les épices et les saveurs parfumées, essayez-la tout de suite et mettez du parfum dans vos repas !

POUR 1 PERSONNE
- **150 g de filet de cabillaud**
- **½ jus de citron**
- **Sel, poivre**
- **Curcuma, graines de sésame**

USTENSILES
Piques à brochettes

1. Préchauffer le four à 200 °C (th.6/7).
   Couper le filet de cabillaud en trois sur sa longueur.
2. Arroser de jus de citron, saler, poivrer.
3. Mettre un peu de curcuma et de graines de sésame dans une assiette plate, « paner » chaque côté des lanières de cabillaud, puis les rouler et les embrocher sur les piques à brochettes.
4. Cuire au four sur une plaque antiadhésive pendant 10 minutes.
   Bon appétit !

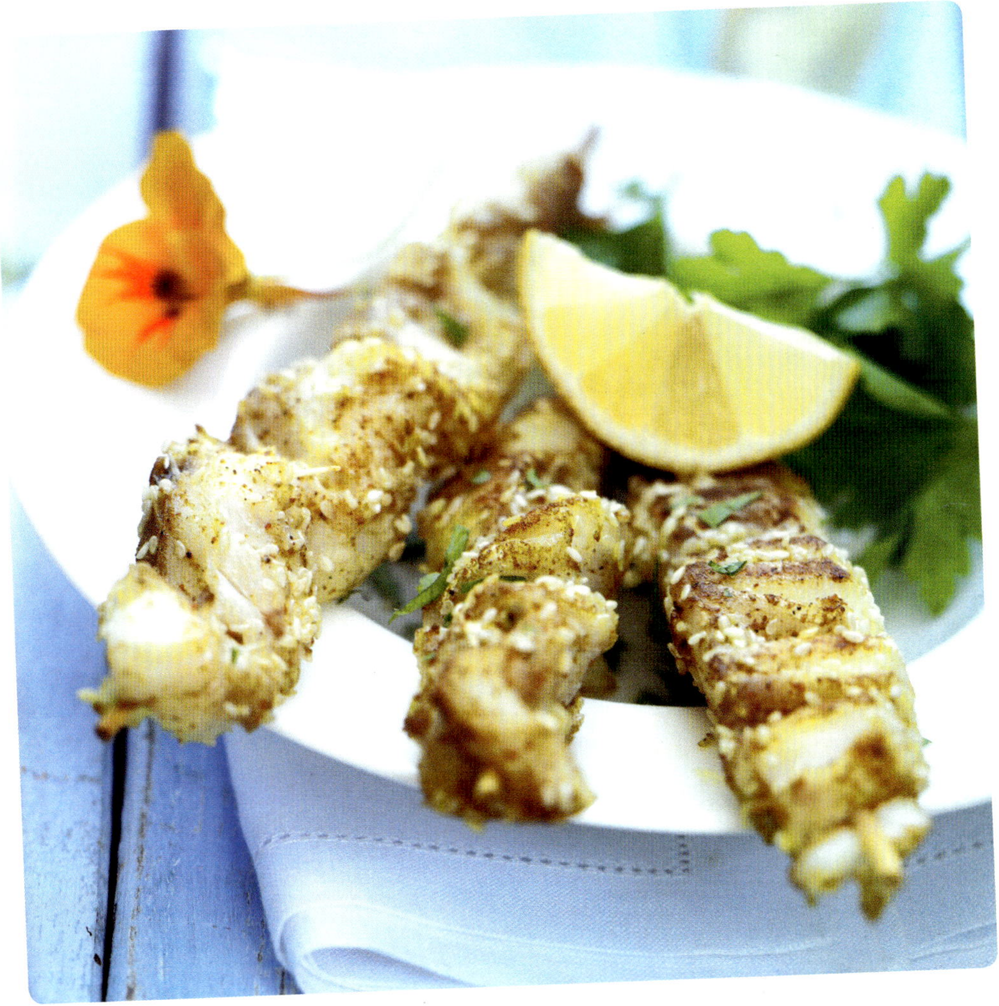

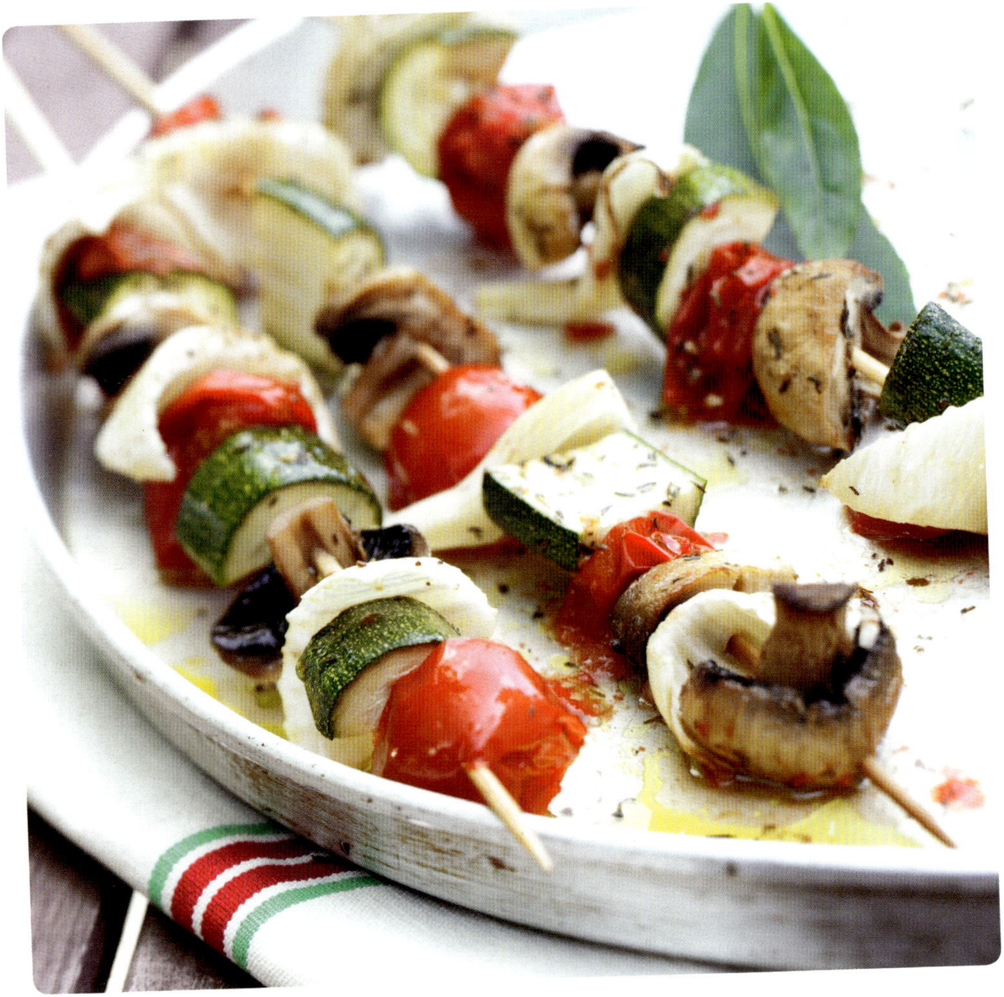

Brochettes de légumes du soleil

À l'heure des barbecues, variez les plaisirs en dégustant ces délicieuses brochettes de légumes ! Vos papilles apprécieront !

POUR 1 PERSONNE

- **60 g de tomates**
- **60 g de courgettes**
- **60 g de champignons de Paris**
- **60 g de fenouil**
- **½ cuillerée à café d'huile d'olive**
- **Sel, poivre**
- **Herbes de Provence**

USTENSILES

Piques à brochettes

1. Préchauffer le gril du four ou le barbecue.
2. Laver les légumes, couper les tomates en quartiers, les courgettes en rondelles, les champignons de Paris en morceaux réguliers, le fenouil en petits cubes.
3. Les badigeonner d'huile d'olive, les saler, les poivrer puis les passer dans une assiette remplie d'herbes de Provence.
4. Monter les brochettes en alternant chaque légume.
5. Disposer sous le gril du four pendant environ 15 à 20 minutes, jusqu'à ce que les légumes soient colorés.

Calmars à l'italienne

Voici une recette légère et parfumée qui plaira à tous les adeptes de poissons, crustacés et fruits de mer.

POUR 1 PERSONNE

- **150 g d'anneaux de calmars surgelés et un peu de lait (pour leur décongélation)**
- **½ oignon**
- **¼ de gousse d'ail**
- **2 cm de céleri branche**
- **1 bouquet garni (feuille de laurier, thym, persil)**
- **200 g de tomates pelées au jus**
- **½ jus de citron**
- **Sel, poivre**

1. Le matin : mettre les calmars dans un récipient, les couvrir de lait et les laisser au réfrigérateur la matinée.
2. Émincer l'oignon et presser la gousse d'ail. Couper des petits morceaux de céleri.
3. Faire revenir à sec dans une poêle antiadhésive l'oignon émincé et l'ail pressé, jusqu'à ce qu'ils soient translucides.
4. Ajouter les calmars égouttés, le bouquet garni, les morceaux de céleri branche, les tomates pelées et un peu de jus de citron.
5. Couvrir, baisser le feu et laisser mijoter 15 à 20 minutes.
6. Enlever le bouquet garni, assaisonner et servir bien chaud !

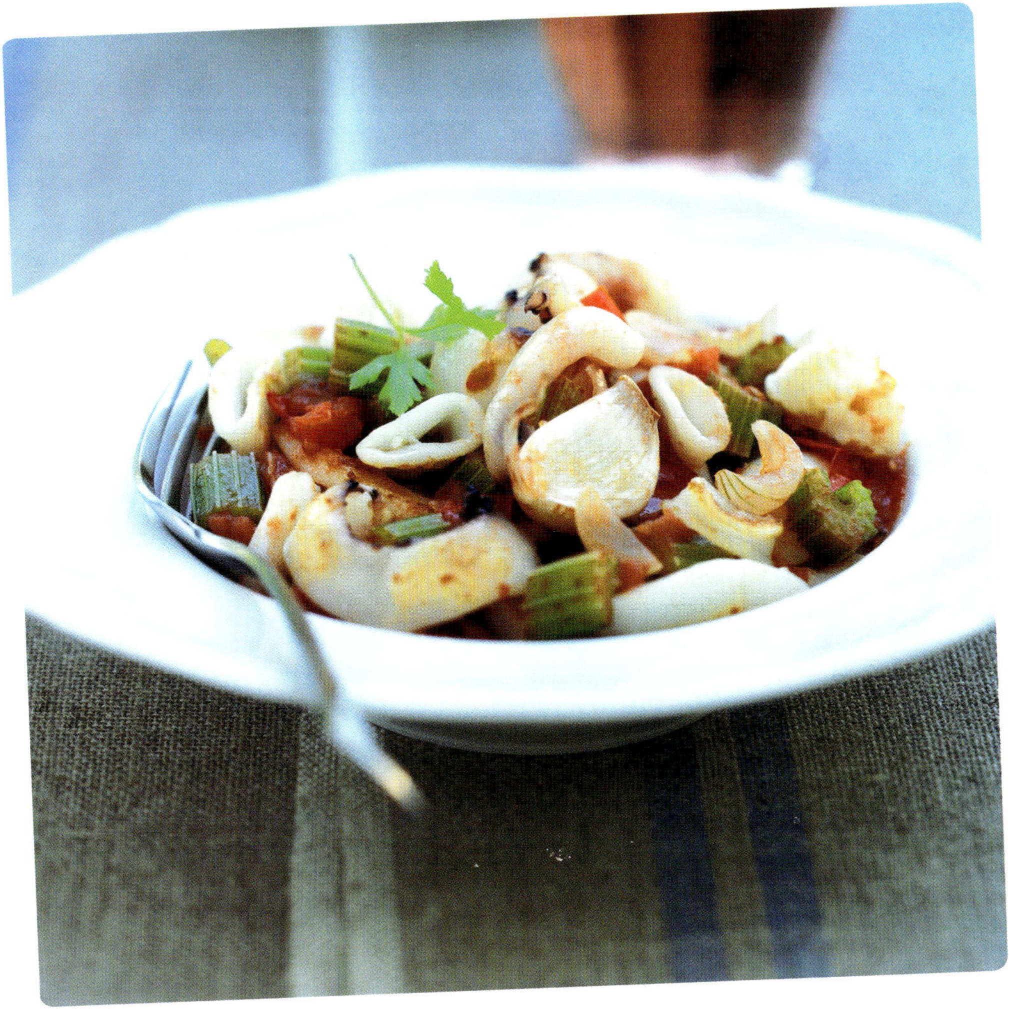

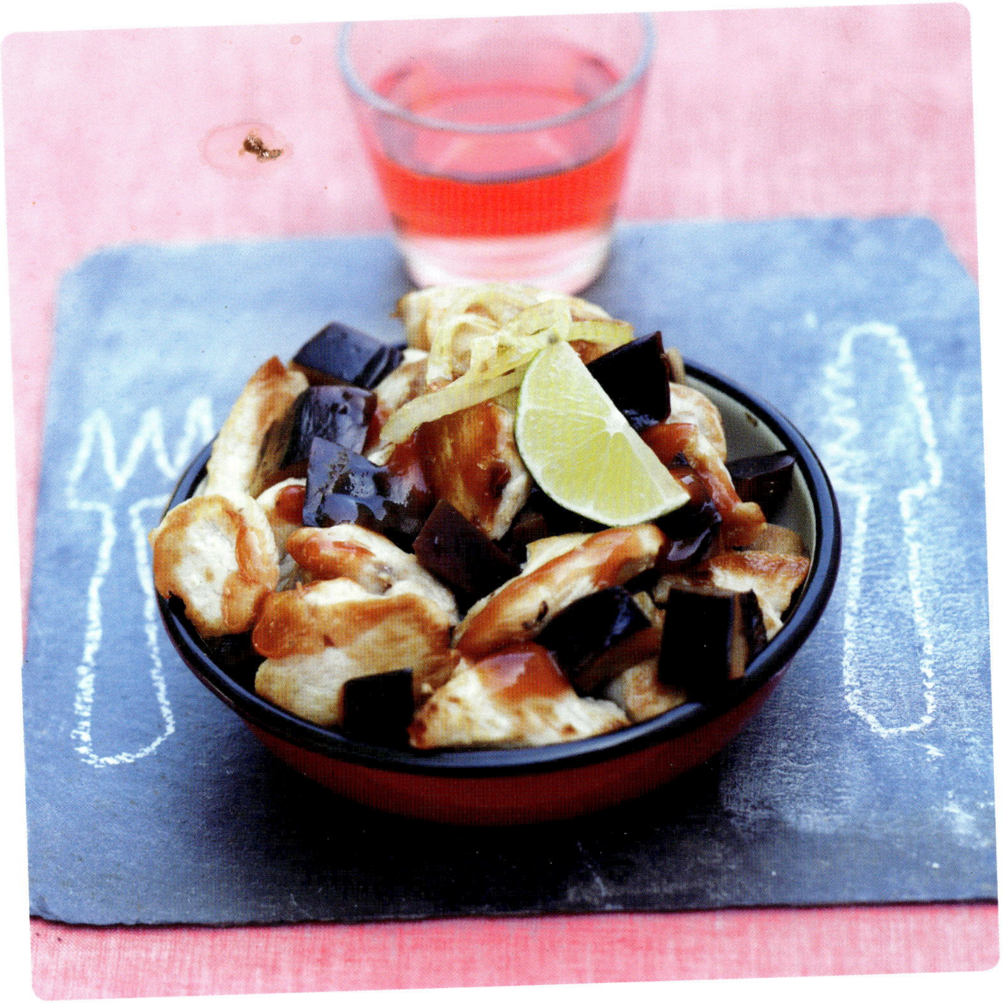

Colombo de poulet

Voici une recette aux saveurs antillaises comme vous en rêvez. Alors, si vous aimez les plats typiques des Antilles, vous allez adorer cette recette ! À vous de jouer !

POUR 1 PERSONNE

- **150 g de blancs de poulet**
- **½ oignon**
- **100 g d'aubergines**
- **100 g de tomates pelées au jus**
- **Épices à colombo**
- **½ citron vert**
- **Sel, poivre**

1. Couper les blancs de poulet en morceaux de calibre régulier. Émincer finement l'oignon.
2. Couper les légumes en petits dés de même taille.
3. Faire revenir les morceaux de poulet à sec, avec les épices à colombo, dans une poêle antiadhésive. Les sortir et réserver. Les remplacer par l'oignon émincé, le faire cuire jusqu'à ce qu'il soit translucide.
4. Replacer dans la poêle les morceaux de poulet, ajouter les dés de légumes et de tomates. Baisser le feu et couvrir.
5. Laisser mijoter 30 minutes.
6. En fin de cuisson, ajouter le jus de citron vert, saler, poivrer et servir tout de suite. Bon appétit !

Céleri rémoulade diététique

Voici une crudité avec une sauce onctueuse
et légère à la fois, profitez-en !

POUR 1 PERSONNE

- **1 jus de citron**
- **125 g de céleri-rave râpé**
- **100 g de fromage blanc nature 0 %**
  >> fromage blanc à 20 % pour la formule Consolidation à 1 600 kcal
- **1 cuillerée à café de moutarde**
- **1 cuillerée à café d'huile de colza**
  >> sauf pour la formule Booster à 900 kcal
- **Sel, poivre, noix muscade râpée**

1. Citronner le céleri.

2. Mélanger le fromage blanc, la moutarde et l'huile de colza.

3. Assaisonner.

4. Enrober le céleri de cette sauce.

5. Réserver au frais jusqu'au service. Bon appétit !

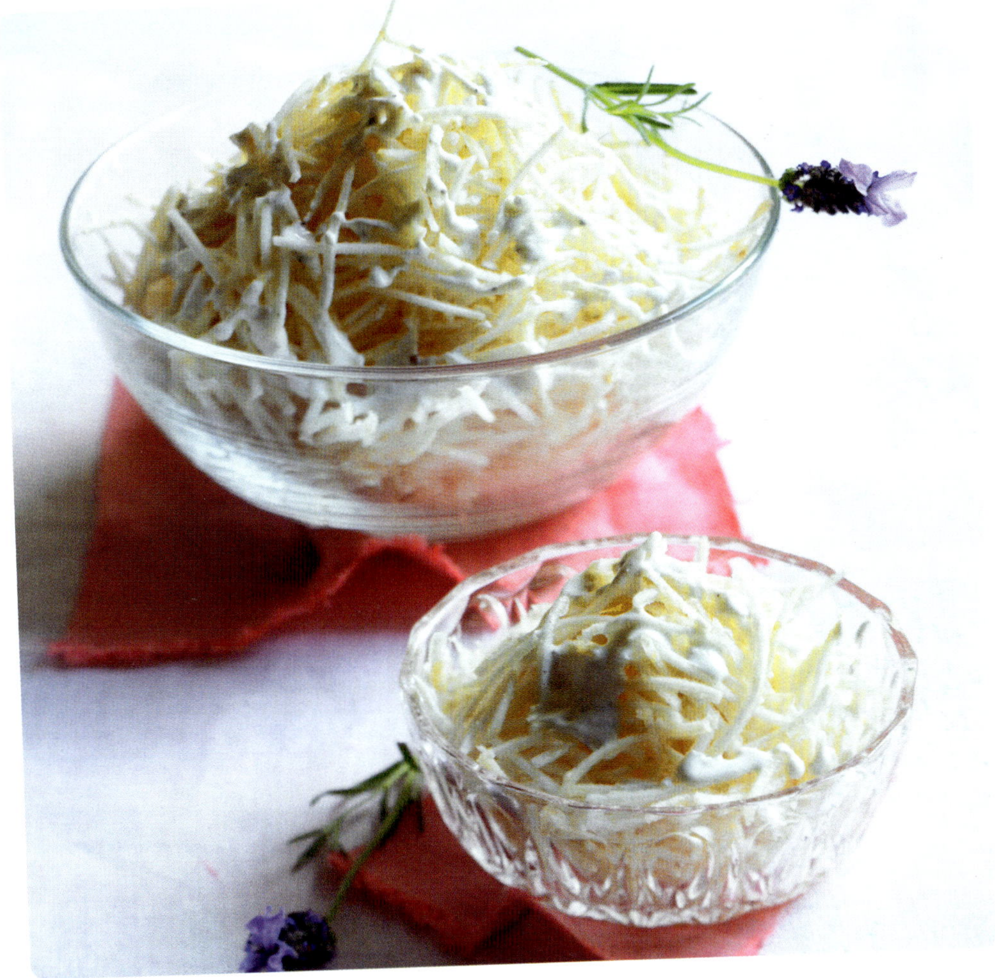

Chou farci

Ce chou farci est une recette traditionnelle française. C'est un plat copieux qui ravira ceux ou celles qui adorent la viande. Elle est parfaite pour un dîner équilibré !

POUR 1 PERSONNE

- **½ oignon**
- **100 g de viande hachée de bœuf à 5 % de MG**
- **1 petite tomate pelée au jus**
- **1 cuillerée à café de fond de veau**
- **2 grosses feuilles de chou vert**
- **½ œuf**
- **Persil haché**
- **1 cuillerée à café de moutarde**
- **Sel, poivre, noix muscade râpée**
- **½ cube de bouillon de volaille dégraissé délayé dans 30 cl d'eau**

USTENSILE

Ficelle de cuisine

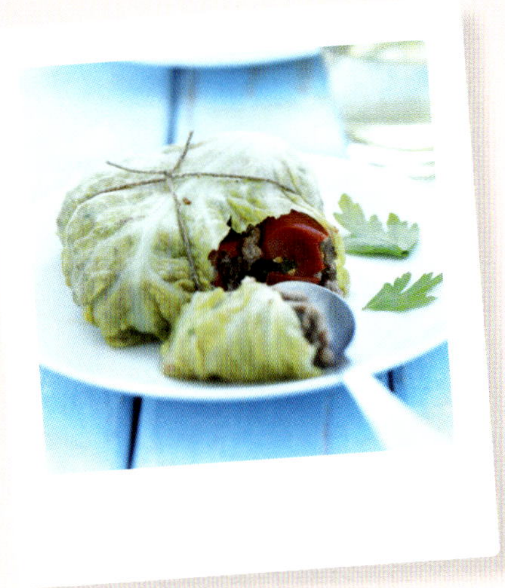

1. Émincer l'oignon. Faire revenir la viande hachée à sec dans une poêle antiadhésive. Réserver et la remplacer par l'oignon émincé. Le cuire jusqu'à ce qu'il soit translucide. En fin de cuisson, ajouter la tomate pelée et le fond de veau.

2. Bien remuer.

3. Pendant ce temps, laver les feuilles de chou et les blanchir à l'eau bouillante salée pendant 3 minutes. Les refroidir sous l'eau, puis les sécher sur du papier absorbant.

4. Dans un saladier, mélanger la viande hachée, l'œuf battu, l'oignon, la tomate, le persil haché et la moutarde, puis assaisonner.

5. Prendre une feuille de chou, répartir la farce dessus, bien au centre. Refermer en petit paquet, envelopper avec la deuxième feuille de chou.

6. Ficeler ce paquet.

7. Prendre une marmite à cuisson sous pression (Cocotte-Minute), porter à ébullition le bouillon de volaille, y plonger le paquet et visser le couvercle.

8. Faire cuire 10 minutes à partir de la rotation de la soupape. Servir bien chaud, avec un peu de jus. Bon appétit !

Carpaccio d'orange

Voici un dessert très léger et vraiment simple à faire.
Laissez-vous tenter par ce carpaccio d'orange aromatisé
à la cannelle et surprenez vos invités !

POUR 1 PERSONNE

- **1 orange bien juteuse (sanguine)**
- **Cannelle**

1. Enlever la peau de l'orange au couteau en coupant la première et la seconde peau (l'orange doit avoir la pulpe à vif). Puis la couper en fines rondelles.
2. Garder bien le jus ! Disposer les rondelles d'orange en forme de rosace sur une assiette bien plate. Reverser le jus sur l'orange.
3. Saupoudrer de cannelle (et éventuellement d'édulcorant).
4. Parsemer de quelques zestes d'orange.

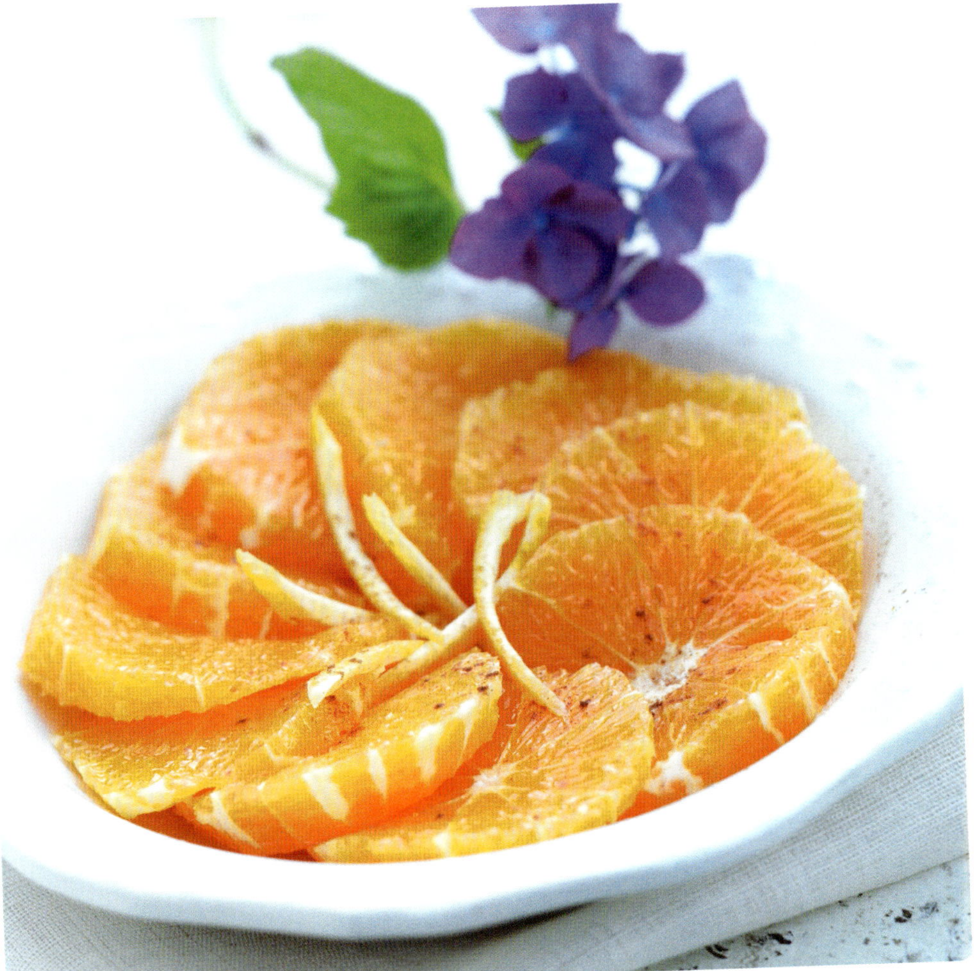

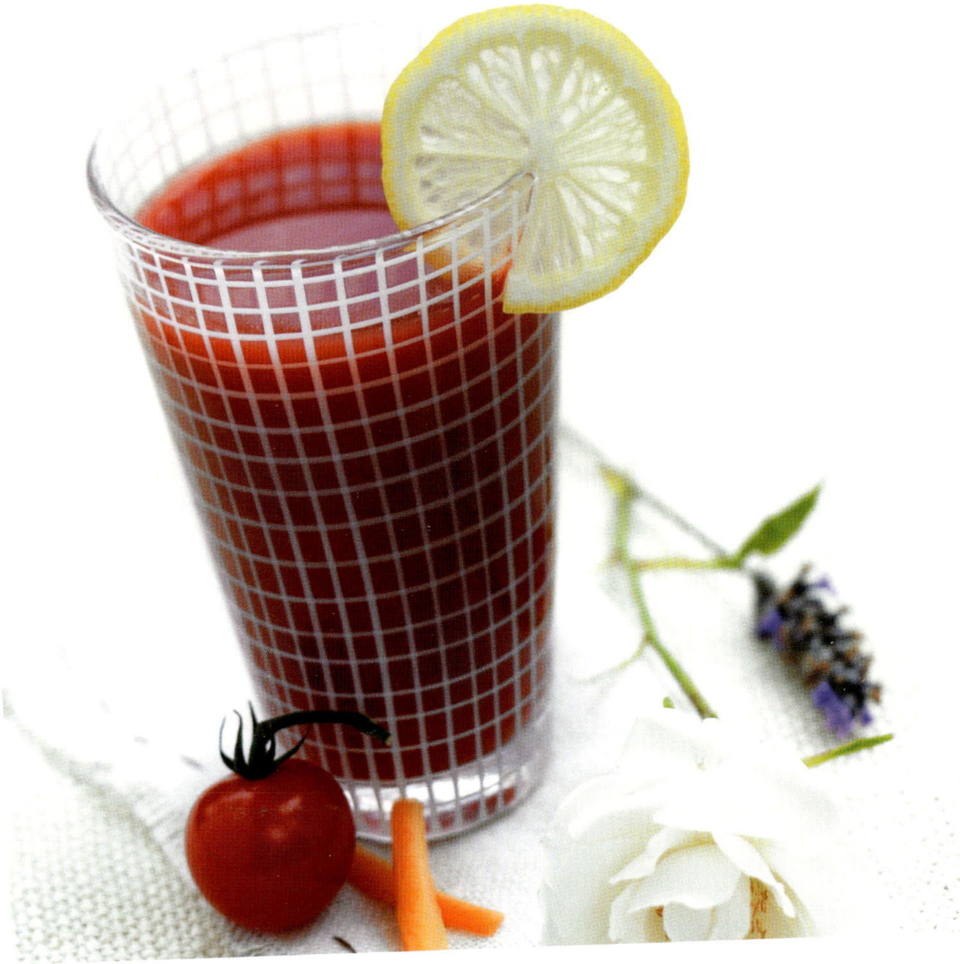

Cocktail vitaminé

Voici une recette de cocktail qui permet de faire le plein d'énergie.
De quoi se rebooster avec un mélange glacé de fruits et de légumes !

POUR 1 PERSONNE

- **50 g de carotte (1 petite)**
- **50 g de tomate (½ tomate)**
- **100 g de fruits rouges surgelés ou non**
- **½ jus de citron**
- **Édulcorant (facultatif)**

1. Passer à la centrifugeuse la carotte et la tomate.
2. Mixer les fruits rouges avec le jus de citron, les passer à travers un tamis pour éliminer les pépins.
3. Mélanger l'ensemble, mixer à nouveau. Ajouter éventuellement un peu d'édulcorant.
4. Servir bien frais.

Cubes de fraises à la menthe

Ce dessert ravira vos papilles dès l'arrivée des fraises sur les étals ! Sa forme originale et cubique saura vous séduire et vous rafraîchir dès les premières bouchées !

POUR 1 PERSONNE

- **Quelques feuilles de menthe fraîche**
- **200 g de fraises**
- **125 g de yaourt nature 0 %**
  >> 125 g de yaourt nature classique à base de lait demi-écrémé pour la formule Consolidation à 1 600 kcal
- **1 cuillerée à café de jus de citron**
- **Édulcorant (facultatif)**

1. Laver la menthe et les fraises, les égoutter puis équeuter les fraises.
2. Les couper en morceaux, les mixer avec le yaourt et le jus de citron. Passer éventuellement au tamis pour enlever les graines.
3. Verser ce mélange dans un bac à glaçons.
4. Mettre au congélateur pendant une demi-journée.
5. Démouler les cubes 5 à 10 minutes avant le service. Décorer avec quelques sommités de menthe.

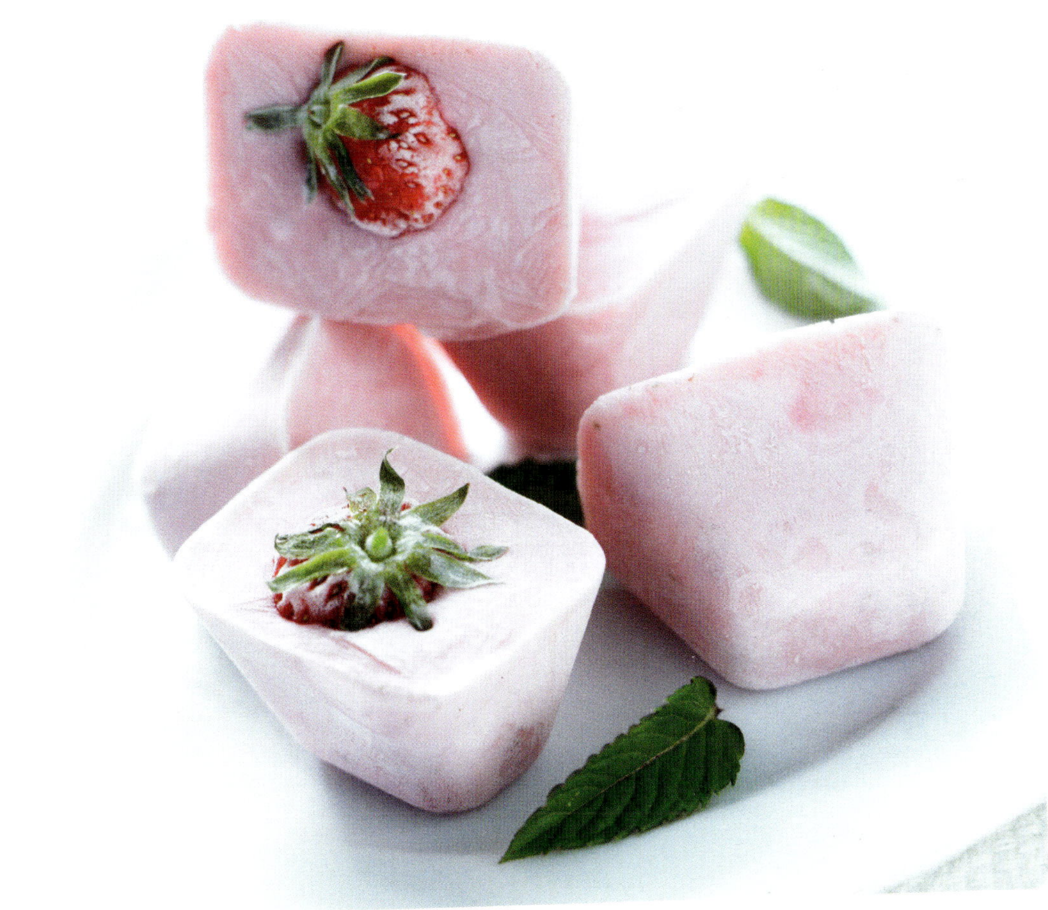

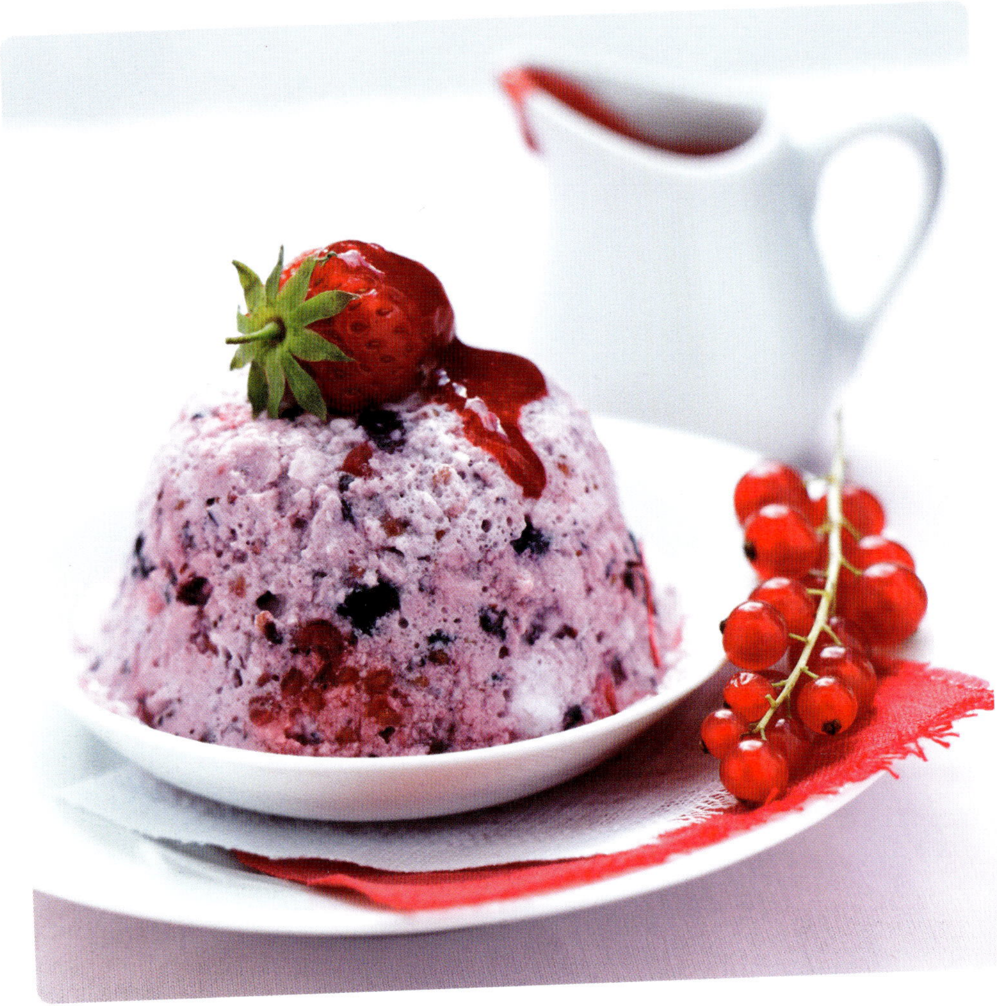

Bavarois aux fruits

Voici un dessert classique, mais en version light pour se faire plaisir en respectant son régime et pour finir un repas sur une belle note sucrée !

POUR 1 PERSONNE

- **100 à 150 g de fruits épluchés**
- **50 g de fromage blanc 0 %**
  >> fromage blanc à 20 % pour la formule Consolidation à 1 600 kcal
- **1 cuillerée à soupe d'édulcorant en poudre**
- **1 feuille de gélatine**
- **1 blanc d'œuf monté en neige**

1. Mixer les fruits avec le fromage blanc et l'édulcorant.
2. Faire ramollir la feuille de gélatine dans un bol d'eau froide.
3. Essorer la gélatine et la dissoudre ensuite dans un quart de verre d'eau bouillante.
4. Verser cette gélatine en filet dans le mélange de fruits en remuant vivement. Ajouter ensuite délicatement le blanc d'œuf battu en neige ferme.
5. Verser dans une coupe à dessert et laisser prendre au moins 2 heures au réfrigérateur.

Guacamole diététique

Voici une recette aux saveurs mexicaines comme vous en rêvez.
Alors, si vous aimez les plats typiques du Mexique, vous allez adorer !
À vous de jouer !

POUR 2 PERSONNES

- **¼ d'avocat**
- **½ tomate**
- **½ pot de fromage blanc nature 0 %**
  >> fromage blanc nature 20 % pour la formule Consolidation à 1 600 kcal
- **½ jus de citron**
- **Tabasco**
- **Sel, poivre**

1. Couper l'avovat et la tomate en petits morceaux, ajouter le fromage blanc, le jus de citron et le Tabasco et mixer le tout avec l'assaisonnement.
2. Réserver au frais jusqu'au service. Bon appétit !

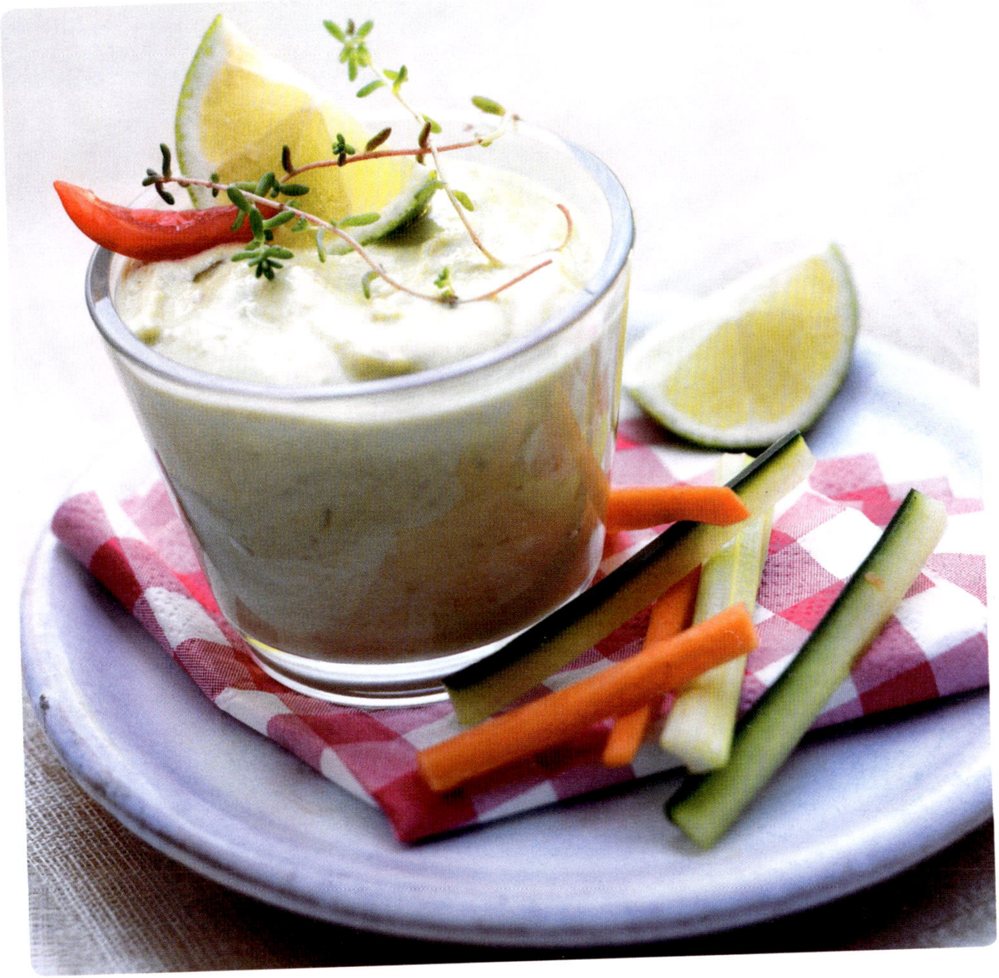

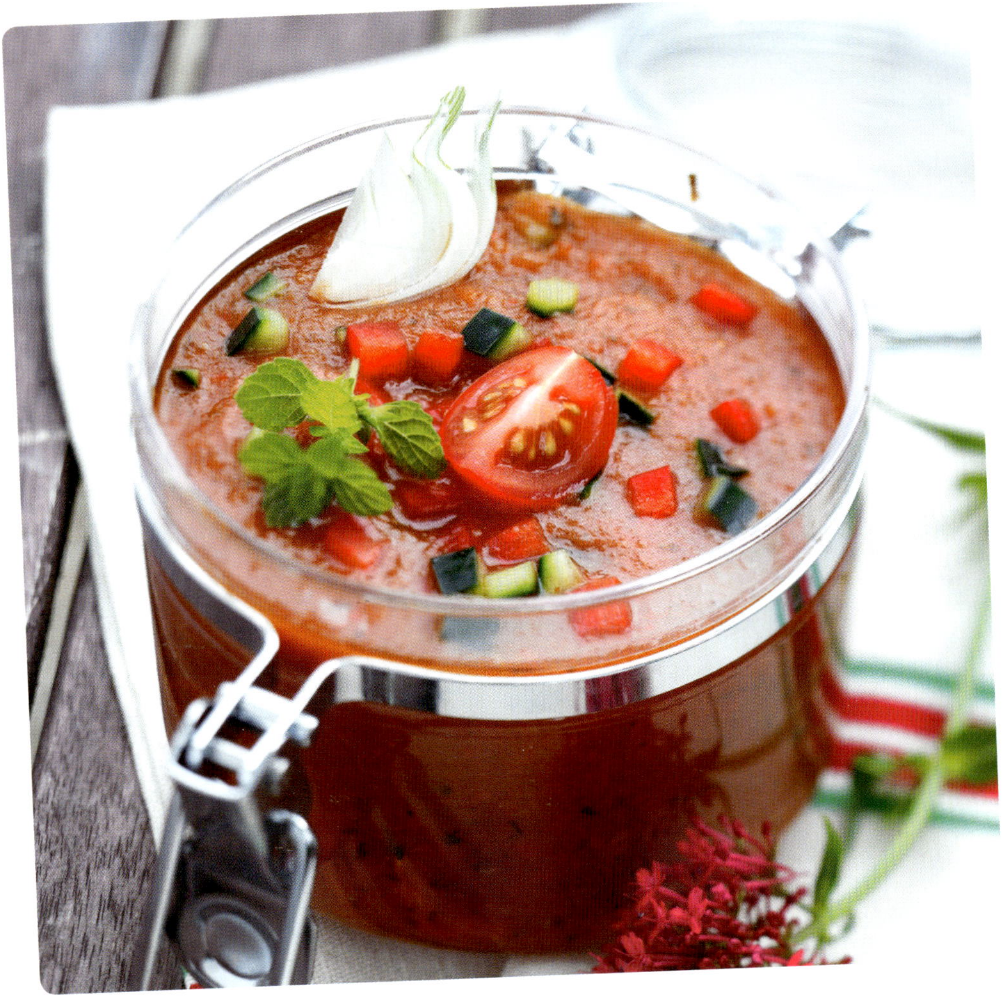

Gaspacho léger

Cette soupe rafraîchissante aux notes espagnoles s'apprécie dès le printemps.

POUR 1 PERSONNE

- **75 g de concombre**
- **75 g de poivrons rouges**
- **½ oignon**
- **½ gousse d'ail**
- **100 g de tomates pelées au jus**
- **Sel, poivre**
- **1 cuillerée à café de vinaigre**

1. Peler le concombre, enlever la peau du poivron à l'aide d'un économe ou d'un couteau. Le couper en petits morceaux.
2. Ciseler l'oignon et presser la gousse d'ail.
3. Égoutter les tomates au jus, les mettre dans un saladier avec les morceaux de concombre et de poivron rouge, l'ail pressé, l'oignon émincé, le sel, le poivre et le vinaigre. Filmer le saladier et le mettre au réfrigérateur jusqu'au lendemain.
4. Mixer l'ensemble des ingrédients pour obtenir une soupe liquide et homogène. Rectifier l'assaisonnement si nécessaire.
5. Réserver au frais jusqu'au service.

Raïta de concombres

Voici une recette aux saveurs indiennes comme vous en rêvez.
Alors, si vous aimez les épices et les saveurs parfumées,
essayez-la tout de suite et mettez du parfum dans vos repas !

POUR 1 PERSONNE

- **100 g de concombre**
- **1 fromage blanc nature 0 %**
  >> fromage blanc nature 20 % pour la formule Consolidation à 1 600 kcal
- **¼ de gousse d'ail pressée**
- **Cumin**
- **Sel, poivre**
- **1 feuille de menthe**

1. Râper finement le concombre, le faire dégorger 5 minutes, puis le mélanger au fromage blanc, à l'ail, au cumin, au sel et au poivre.
2. Décorer avec une feuille de menthe.
3. Réserver au frais jusqu'au service. Bon appétit !

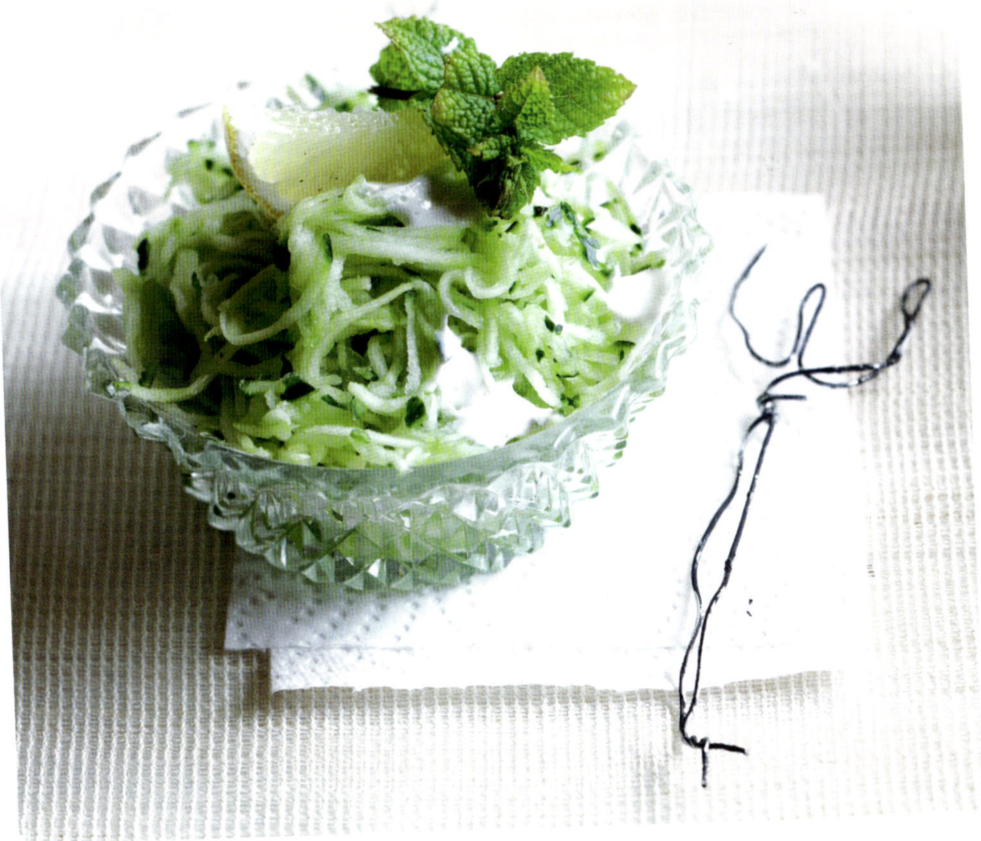

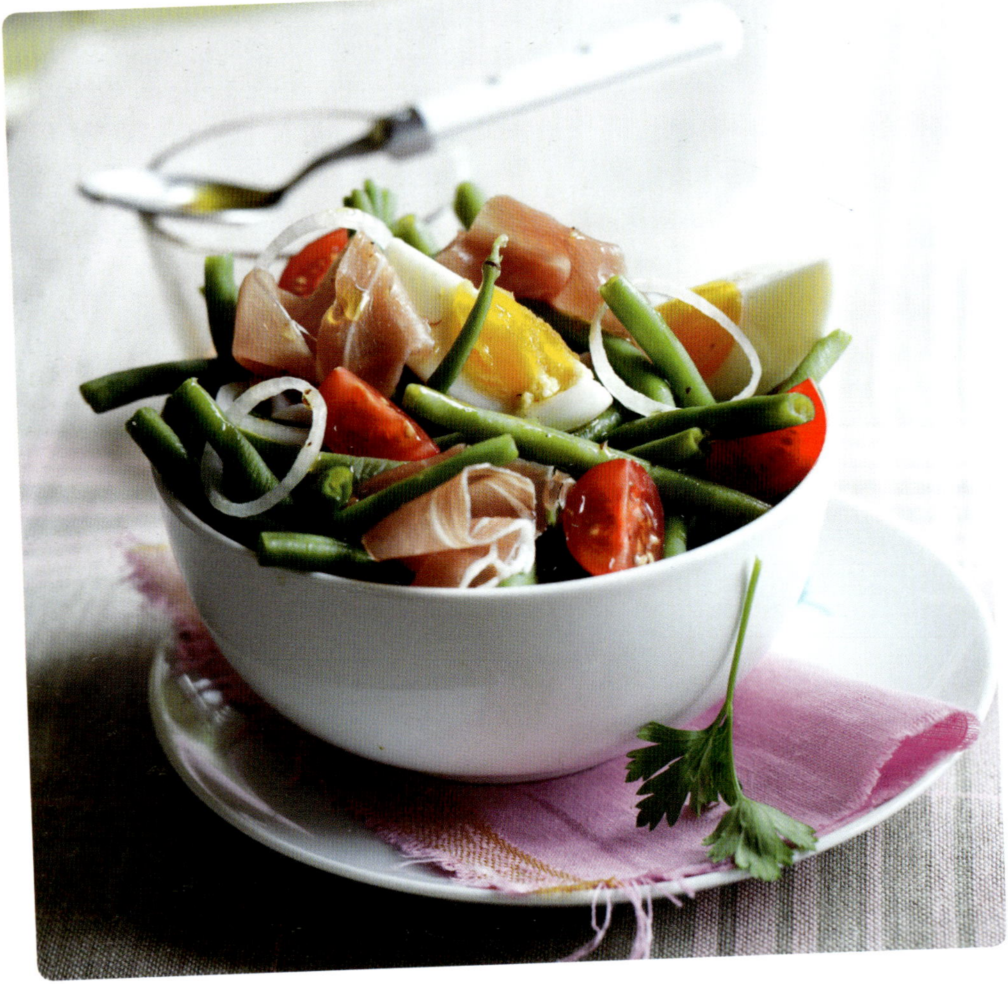

Salade campagnarde

Voici une nouvelle recette de salade fraîcheur très simple à réaliser et qui pourra accompagner vos repas à l'extérieur.

POUR 1 PERSONNE

- **100 g de haricots verts**
- **¼ d'oignon**
- **50 g de jambon de Parme**
- **50 g de tomate**
- **1 œuf dur**
- **Salade verte (à volonté)**
- **Persil haché**
- **1 vinaigrette allégée pour les formules 1 400 et 1 600 kcal (voir p. 186)**
  >> 1 sauce crudités diététique pour la formule à 900 kcal (voir p. 186)
- **Sel, poivre**

1. Faire cuire les haricots verts.
2. Ciseler finement l'oignon, émincer le jambon de Parme, couper la tomate en dés, l'œuf dur en quartiers.
3. Couper les haricots verts en petits segments.
4. Mélanger tous les ingrédients, assaisonner de sel, de poivre et de vinaigrette allégée ou de sauce crudités.
5. Servir frais.

Salade croquante de courgettes au citron et sésame grillé

Vous serez surpris de la qualité gustative de cette entrée qui ne paie pas de mine. Le sésame grillé donnera une petite note rustique à cette salade de courgettes râpées.

POUR 1 PERSONNE

- **150 g de courgettes (2 petites)**
- **2 cuillerées à soupe de jus de citron**
- **1 cuillerée à café de coriandre moulue**
- **Sel, poivre**
- **1 cuillerée à soupe de sésame grillé**

1. Laver et râper les courgettes en julienne.
2. Mélanger les courgettes crues au jus de citron, ajouter la coriandre, le sel et le poivre.
3. Saupoudrer de sésame grillé.
4. Servir.

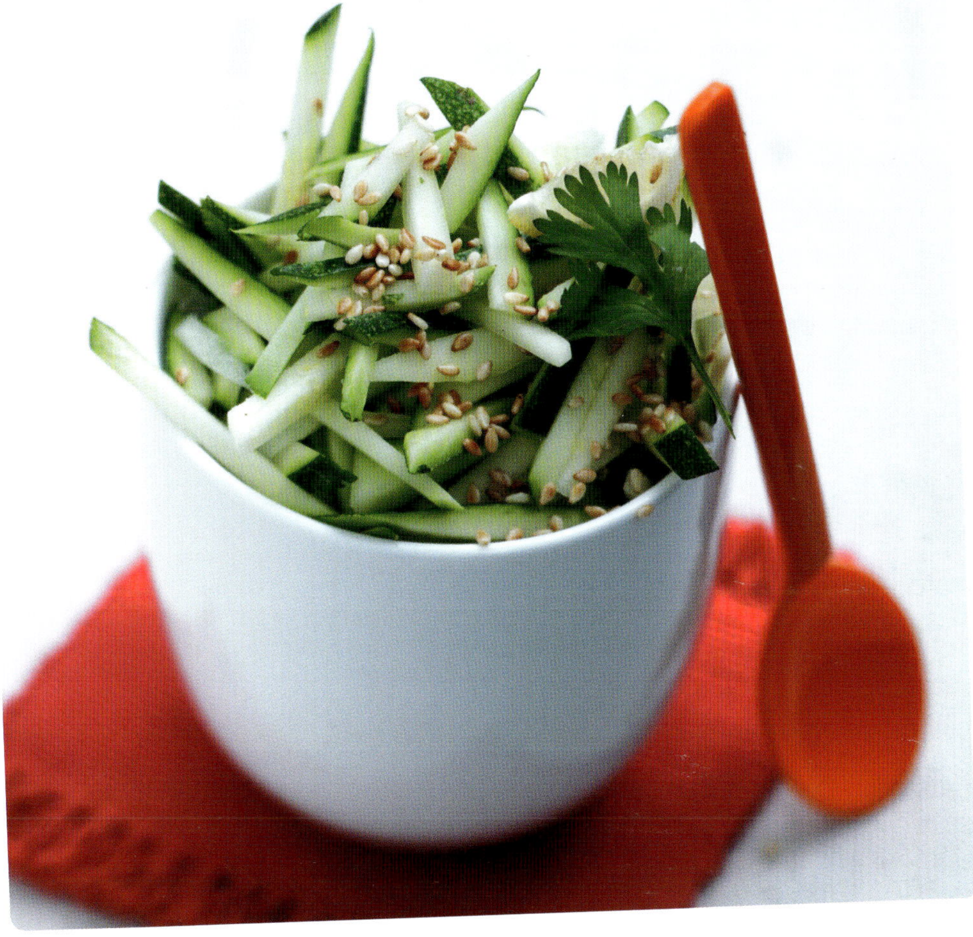

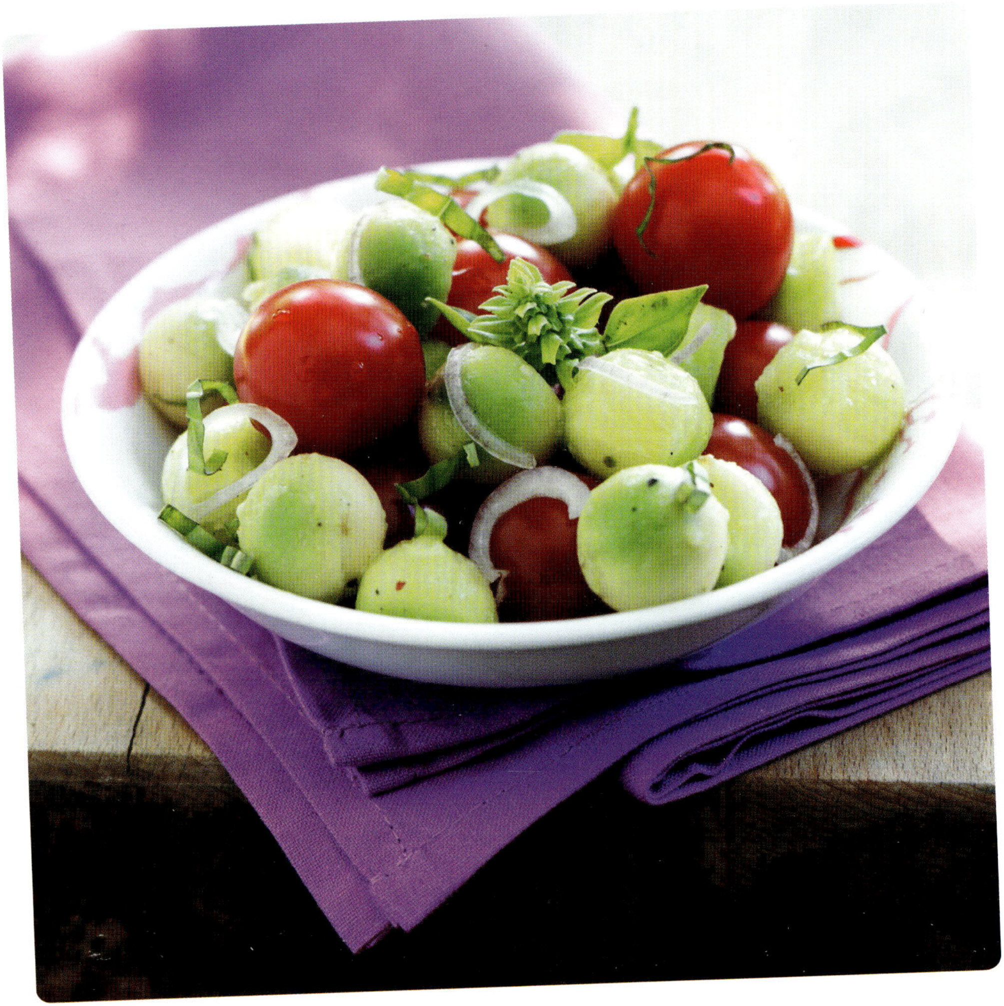

Salade de billes de légumes

Une délicieuse salade qui mêle savamment légumes croquants, frais et moelleux.

POUR 1 PERSONNE

- **½ avocat**
- **50 g de concombre**
- **50 g de tomates cerise**
- **1 vinaigrette allégée pour les formules 1 400 et 1 600 kcal (voir p. 186)**
  >> 1 sauce crudités diététique pour la formule à 900 kcal (voir p. 186)
- **Basilic**
- **Sel, poivre**

1. Laver les légumes, éplucher l'avocat. Prélever des « billes » de légumes à l'aide d'une cuillère parisienne.

2. Les mettre dans un saladier avec les tomates cerise, saler, poivrer, ajouter la vinaigrette et le basilic ciselé.

Rillettes de thon diététiques

Cette recette est vraiment légère et facile à faire.
Elle sera parfaite pour un apéritif sain, mais aussi délicieuse pour une entrée diététique. Alors à vous de jouer !

POUR 1 PERSONNE

- **½ échalote**
- **½ jus de citron**
- **125 g de thon au naturel**
- **1 petit-suisse nature 0 %**
  >> 1 petit-suisse nature 20 % pour la formule Consolidation à 1 600 kcal
- **½ cuillerée à café de moutarde**
- **Persil haché**
- **Sel, poivre**
- **1 cuillerée à café de câpres (facultatif)**

1. Ciseler l'échalote puis la faire revenir à sec dans une poêle antiadhésive jusqu'à ce qu'elle soit translucide. En fin de cuisson, ajouter le jus de citron.
2. Dans un bol, écraser à la fourchette le thon au naturel, le petit-suisse, l'échalote cuite avec le jus de citron, la moutarde, le persil, un peu de sel et de poivre. Mélanger pour rendre la préparation homogène.
3. Prendre deux cuillères à soupe et former des quenelles.
4. Les disposer sur une petite assiette, répartir les câpres (facultatif).
5. Servir bien frais, tartiné sur du pain !

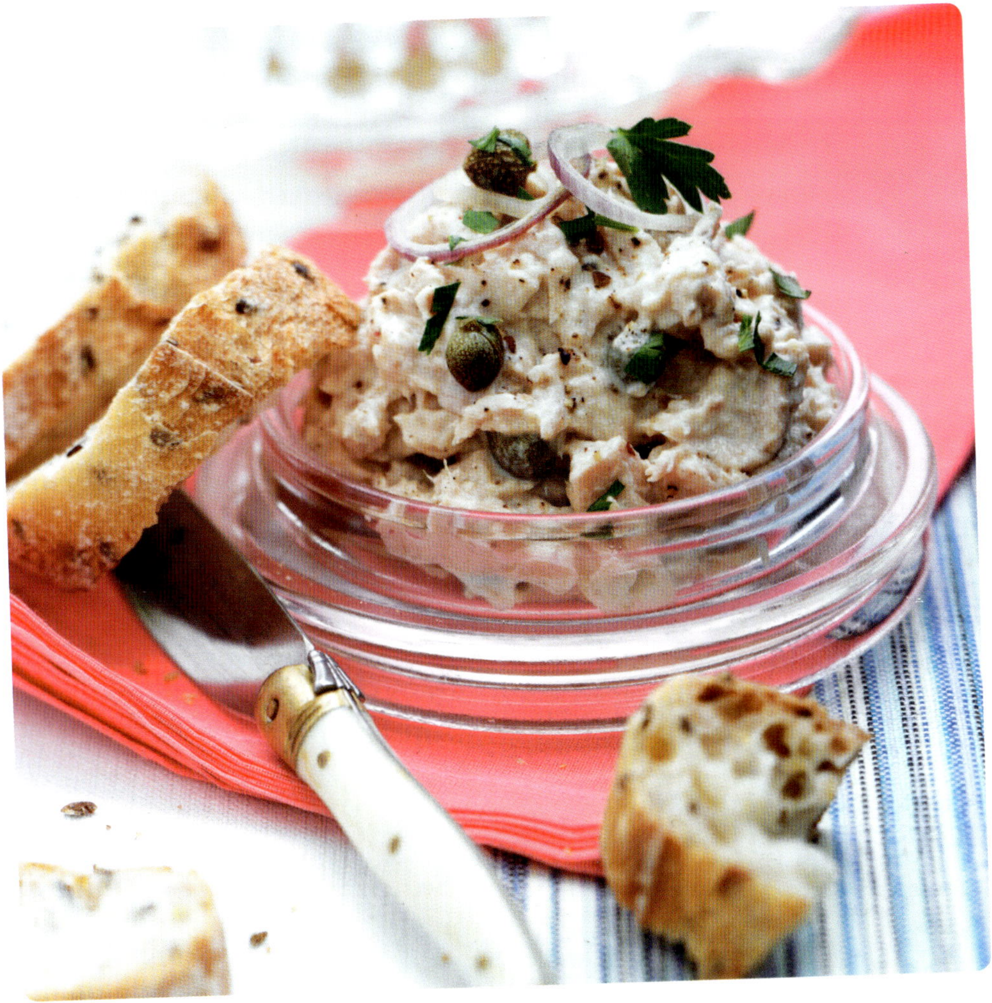

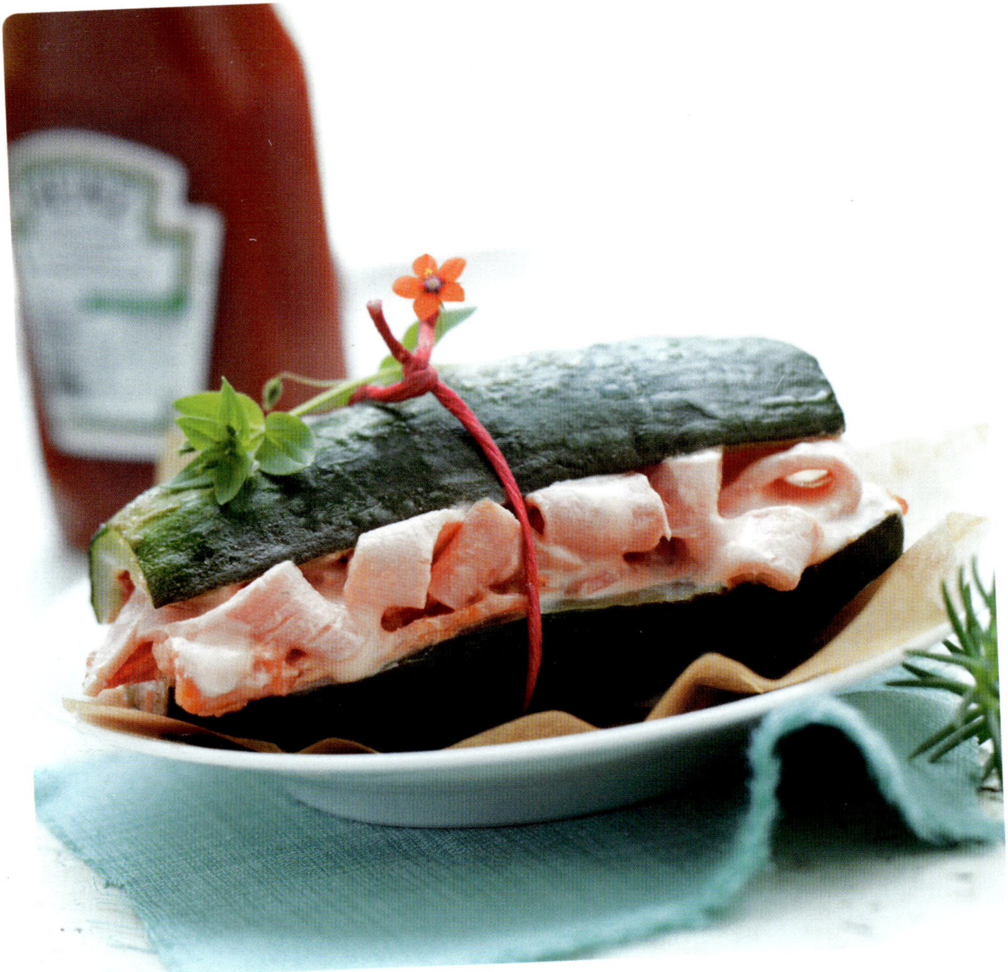

Hot dog de courgette diététique

Voici le fameux « chien chaud » revu et corrigé dans sa version diététique pour égayer votre régime. Chez soi ou au bureau, ce snack équilibré est très appréciable.

POUR 1 PERSONNE

- **1 courgette (200 g)**
- **125 g de jambon cuit supérieur découenné et dégraissé**
- **2 cuillerées à soupe de fromage blanc nature 0 %**
  >> fromage blanc nature 20 % pour la formule Consolidation à 1 600 kcal
- **1 cuillerée à soupe de ketchup (ou 1 cuillerée à soupe de moutarde)**
- **Sel, poivre, noix muscade râpée**
- **10 g d'emmental râpé**

1. Laver la courgette, couper les extrémités puis la faire cuire 10 minutes à la vapeur.

2. Pendant ce temps, couper le jambon en fines lamelles, mélanger le fromage blanc, le ketchup ou la moutarde. Assaisonner.

3. Préchauffer le gril du four.

4. Couper la courgette en deux, enlever les pépins à l'aide d'une cuillerée, tartiner chaque moitié de mélange au fromage blanc, ajouter les lamelles de jambon puis l'emmental râpé.

5. Assembler les deux moitiés pour former le hot dog, disposer dans un plat adapté au four et laisser cuire 5 à 10 minutes, le temps que le fromage gratine.

6. Servir bien chaud. Attention à ne pas vous brûler les doigts !

Aiguillettes de canard à l'orange

Ce plat sucré-salé enchantera vos papilles : canard et orange forment un duo gagnant. N'hésitez pas à proposer ce plat à vos invités, c'est une valeur sûre !

POUR 1 PERSONNE

- **½ échalote**
- **1 orange**
- **125 g d'aiguillettes de canard**
- **1 cuillerée à café de fond de veau**
- **5 cl de crème fraîche à 3 % de matières grasses**
- **Sel, poivre**
- **Noix muscade râpée**

1. Ciseler l'échalote. La faire revenir à sec dans une poêle antiadhésive, jusqu'à ce qu'elle soit translucide.
2. Pendant ce temps, couper l'orange en deux. Presser la première moitié, réserver le jus.
3. Peler l'autre moitié à vif (enlever l'écorce et la partie blanche externe) et prélever les segments.
4. Faire dorer les aiguillettes de canard dans la poêle avec les échalotes. Ajouter ensuite le jus d'orange et le fond de veau, puis laisser réduire un peu. En fin de cuisson, incorporer la crème fraîche, assaisonner de sel, poivre et noix muscade râpée.
5. Dresser l'assiette avec les aiguillettes de canard, les segments d'orange et la sauce réduite. Bon appétit !

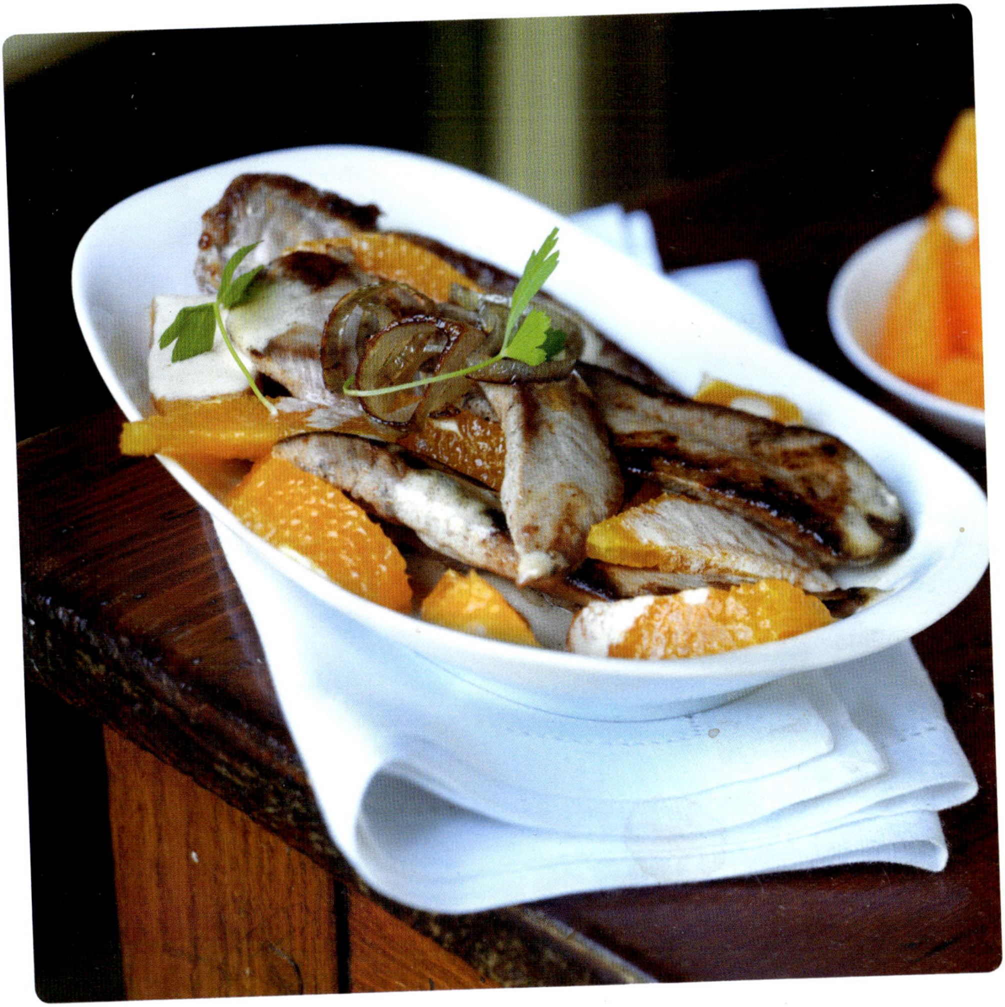

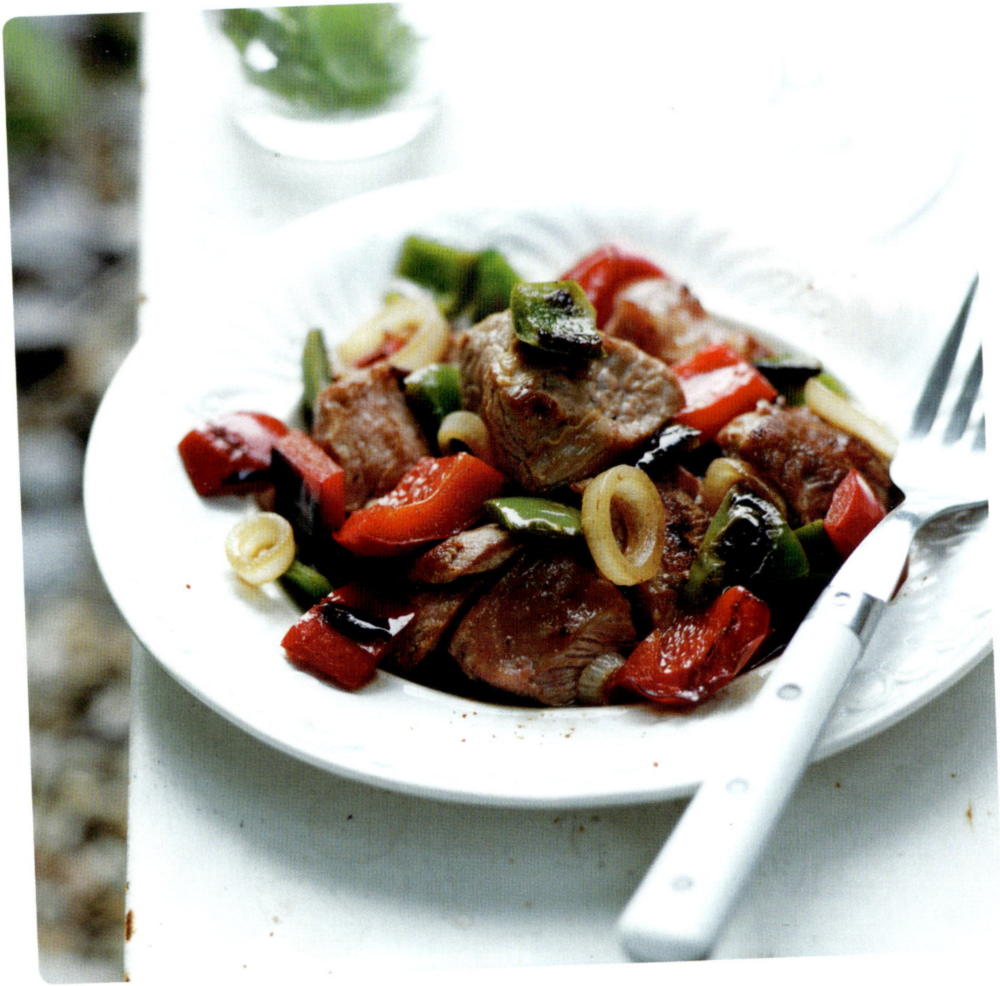

Axoa de veau

Ce plat relevé au piment d'Espelette est généralement servi les jours de foire. Il fera fureur le week-end pour un repas en famille.

INGRÉDIENTS POUR 6 PERSONNES :

- **1 oignon**
- **2 gousses d'ail**
- **2 poivrons rouges, idéalement des piments doux rouges du Pays basque (piquillos)**
- **8 poivrons verts, idéalement des piments doux verts du Pays basque (piquillos)**
- **1 cuillerée à café d'huile d'olive**

  >> sauf pour la formule Booster à 900 kcal
- **1 kg d'épaule de veau**
- **Laurier, thym, persil**
- **Sel**
- **Piment d'Espelette**

1. Émincer l'oignon et écraser l'ail.
2. Ôter les pépins des poivrons et les trancher en petits dés.
3. Faire revenir le tout dans l'huile dans une cocotte pendant 10 bonnes minutes.
4. Dégraisser l'épaule de veau et la découper en morceaux irréguliers.
5. Ajouter la viande, les herbes, le sel et le piment d'Espelette. Faire sauter le tout 5 minutes, puis mouiller avec un petit verre d'eau ou de bouillon.
6. Laisser mijoter à couvert 45 à 60 minutes dans une cocotte. Dix minutes avant la fin de la cuisson, ôter le couvercle pour évaporer l'excédent d'eau.
7. Avant de servir, faire à nouveau mijoter 10 minutes à couvert puis 10 minutes à découvert. Accompagner ce plat de pommes de terre vapeur ou de riz.

Bouillabaisse revisitée

Si vous adorez le poisson, essayez donc cette recette aux doux parfums du sud de la France. Cette bouillabaisse revisitée est parfaite pour une entrée légère.

POUR 1 PERSONNE

- **100 g de fenouil**
- **1 petit oignon**
- **¼ de gousse d'ail**
- **50 g de blancs de poireau en rondelles (surgelés)**
- **200 g de tomates pelées au jus**
- **1 cuillerée à café rase de concentré de tomate**
- **Persil, thym**
- **Safran**
- **100 g de filets de rouget**
- **50 g de filets de colin**
- **Sel, poivre**

Croûtons aillés (sauf pour la formule Booster à 900 kcal) :

- **2 tranches de pain complet (30 g)**
- **1 cuillerée à café d'huile d'olive**
- **½ gousse d'ail**
- **Tabasco**

1. Laver le fenouil et le couper en petits dés. Émincer l'oignon et presser la gousse d'ail. Les faire revenir à sec dans une casserole antiadhésive, jusqu'à ce qu'ils soient translucides.
Ajouter le fenouil, les blancs de poireau, les tomates pelées, le concentré de tomate, le persil, le thym et le safran.
Prendre un peu de jus des tomates pelées et compléter d'eau jusqu'à obtenir 250 millilitres de liquide, à verser dans la casserole.
Couvrir et laisser mijoter 10 minutes.

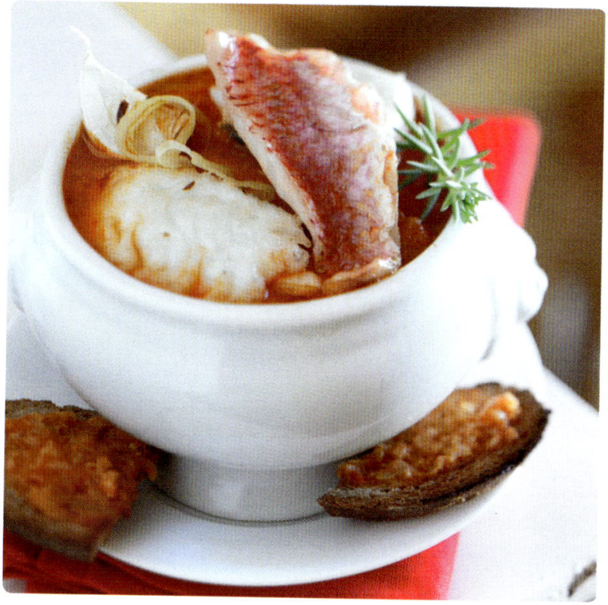

2. Pendant ce temps, faire précuire les poissons au four à micro-ondes pendant 5 minutes.

3. Mixer la soupe, ajouter les morceaux de poisson, remettre sur le feu et terminer la cuisson pendant 5 minutes environ. Saler, poivrer, décorer avec un peu de persil.

4. Croûtons aillés :
badigeonner chaque tranche de pain d'huile d'olive,
frotter avec la gousse d'ail et ajouter une goutte de Tabasco.
Faire griller sous le gril du four, casser en morceaux
et servir avec la bouillabaisse.

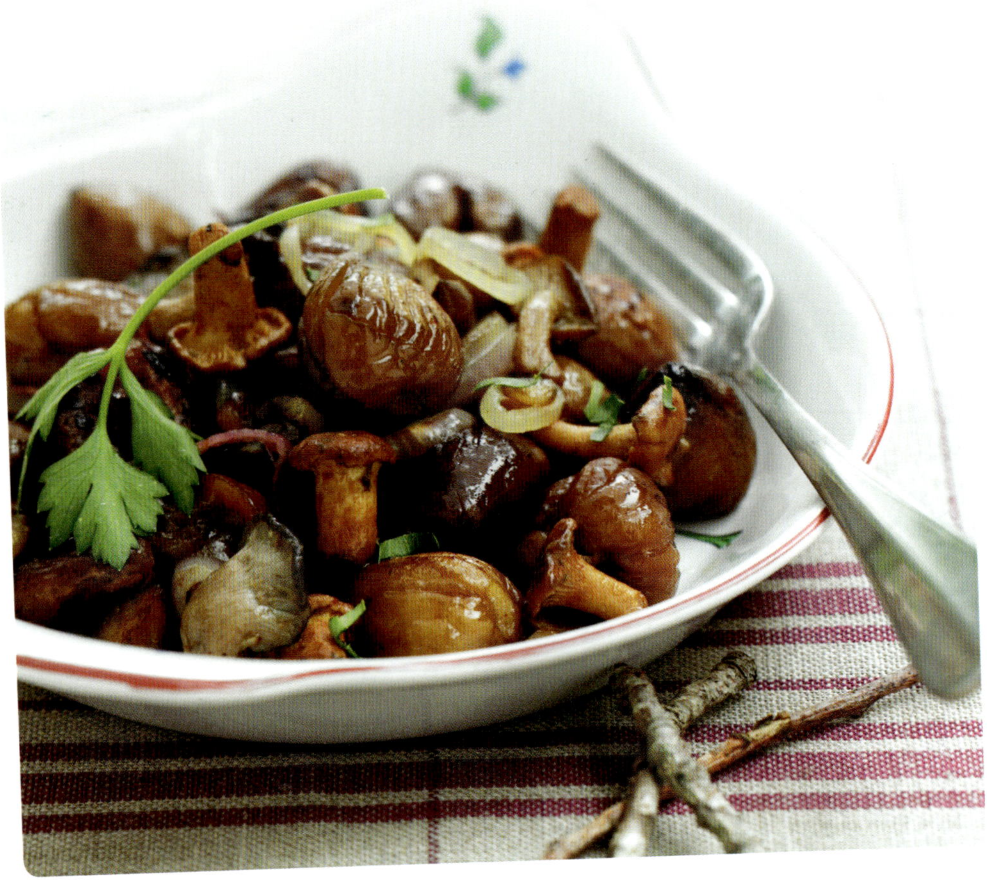

Poêlée forestière aux châtaignes

Voici une super idée pour accompagner un filet de poisson ou une viande blanche comme le poulet. Le parfum des champignons et celui de la châtaigne vont vous plaire !

RECETTE UNIQUEMENT POUR LES FORMULES 1 400 ET 1 600 KCAL

POUR 1 PERSONNE

- **200 g de mélange de champignons forestiers (surgelés)**
- **75 g de châtaignes cuites sous vide ou en conserve**
  >> 50 g pour la formule Confort à 1 400 kcal
- **1 échalote**
- **Sel, poivre, noix muscade râpée**
- **Persil**

1. Faire décongeler les champignons dans un plat adapté au four à micro-ondes. Une minute avant la fin de cuisson, ajouter les châtaignes si elles sont sous vide.
2. Pendant ce temps, faire revenir l'échalote ciselée finement dans une poêle antiadhésive.
3. Lorsqu'elle est translucide, ajouter les champignons et les châtaignes, remuer constamment.
4. Saler, poivrer, incorporer la muscade râpée et une bonne poignée de persil.
5. Servir bien chaud. Bon appétit !

Curry de lentilles

Voici une recette aux saveurs indiennes comme vous en rêvez. Alors, si vous aimez les épices et les saveurs parfumées, essayez-la tout de suite et mettez du parfum dans vos repas !

POUR 1 PERSONNE

- **½ oignon rouge émincé finement**
- **Curry, cardamome, gingembre**
- **100 g de lentilles corail (= 30 g en poids cru)**
- **¼ de petit piment émincé**
- **200 g de pousses d'épinards**
- **Sel, poivre**

1. Faire revenir l'oignon rouge, le curry, la cardamome et le gingembre dans une casserole antiadhésive.
2. Lorsque l'oignon est translucide, ajouter les lentilles, couvrir d'eau (volume d'eau = 3 fois le volume des lentilles) et cuire 10 minutes environ.
3. Pendant ce temps, faire revenir le piment dans une poêle antiadhésive avec un peu de curry. Ajouter les pousses d'épinards lavées et coupées finement. Baisser le feu et couvrir le temps que les lentilles cuisent.
4. Mélanger les lentilles et les épinards, saler, poivrer.
5. Servir ce plat en accompagnement de gambas au curry. Bon appétit !

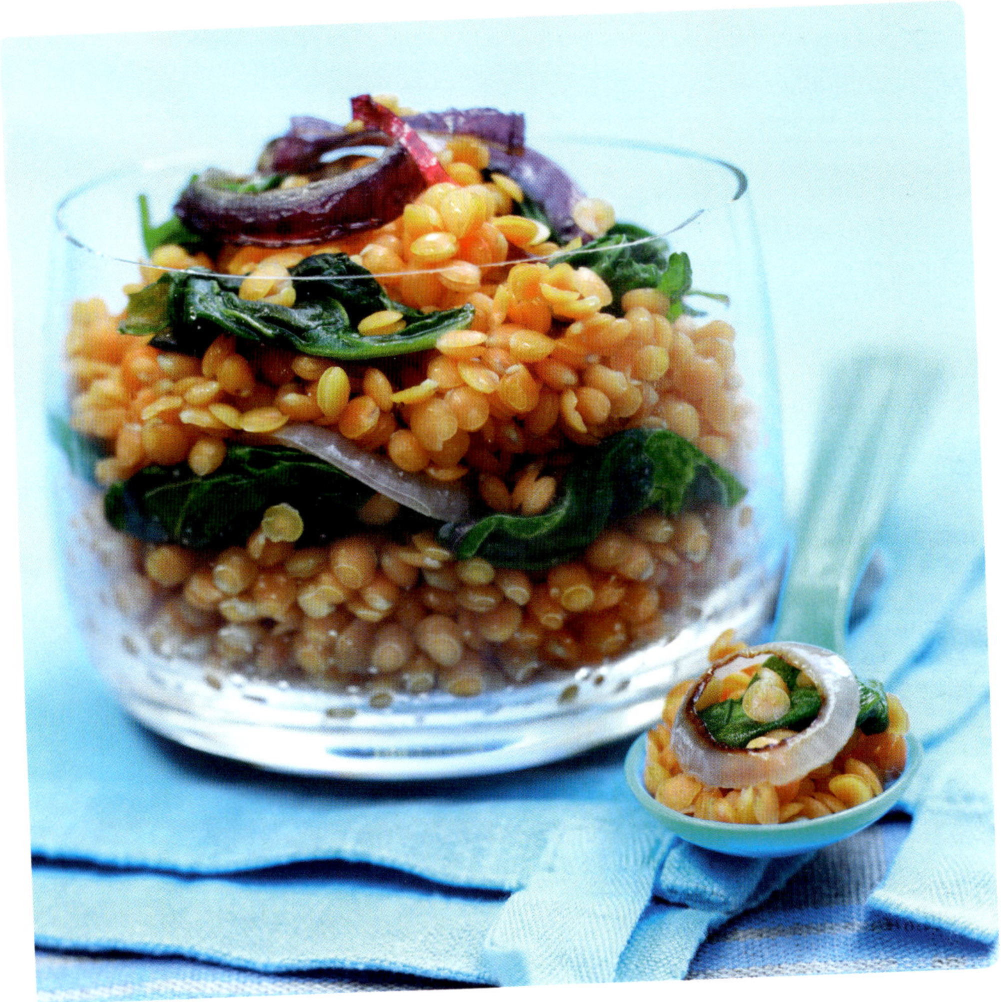

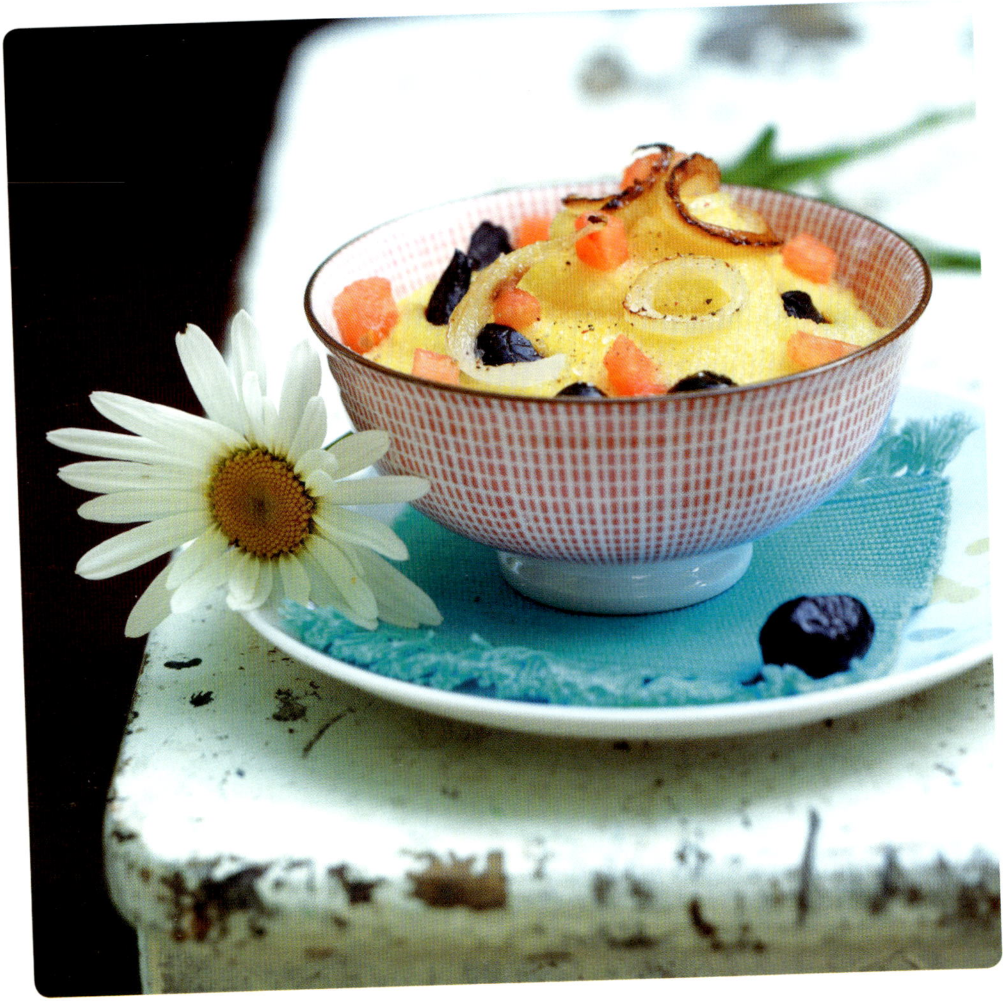

Polenta à la méridionale

Si vous souhaitez varier les plaisirs avec les féculents, découvrez comment accommoder subtilement la polenta.

RECETTE UNIQUEMENT POUR LES FORMULES 1 400 ET 1 600 KCAL

POUR 1 PERSONNE

- **50 g de polenta**
  >> 30 g pour la formule Confort à 1 400 kcal
- **1 oignon**
- **15 g d'olives noires dénoyautées**
- **½ boîte de tomates concassées**
- **3 gousses d'ail**
- **Sel, poivre**

1. Cuire la polenta dans de l'eau salée selon les indications du paquet.
2. Émincer l'oignon et couper les olives noires en rondelles.
3. Ajouter à la polenta cuite l'oignon, les olives, les tomates et l'ail écrasé.
4. Saler et poivrer. Servir.

Boulettes de chèvre frais à la ciboulette

Imaginez ces boulettes de chèvre frais fondre progressivement dans votre potage ou encore donner du caractère à votre gaspacho... Vous serez conquis !

POUR 1 PERSONNE

- **25 g de chèvre frais**
- **Poivre**
- **Ciboulette fraîche**

1. Assaisonner le fromage avec un peu de poivre.

2. Prendre le fromage et former des petites boulettes en les roulant entre les paumes des mains.

3. Ciseler la ciboulette, la disposer dans une assiette plate. Passer les boulettes de fromage de chèvre dans l'assiette pour les enrober de ciboulette.

4. Réserver au frais jusqu'à leur utilisation.

5. Au moment de servir, disposer les boulettes dans le potage ou le gaspacho frais.

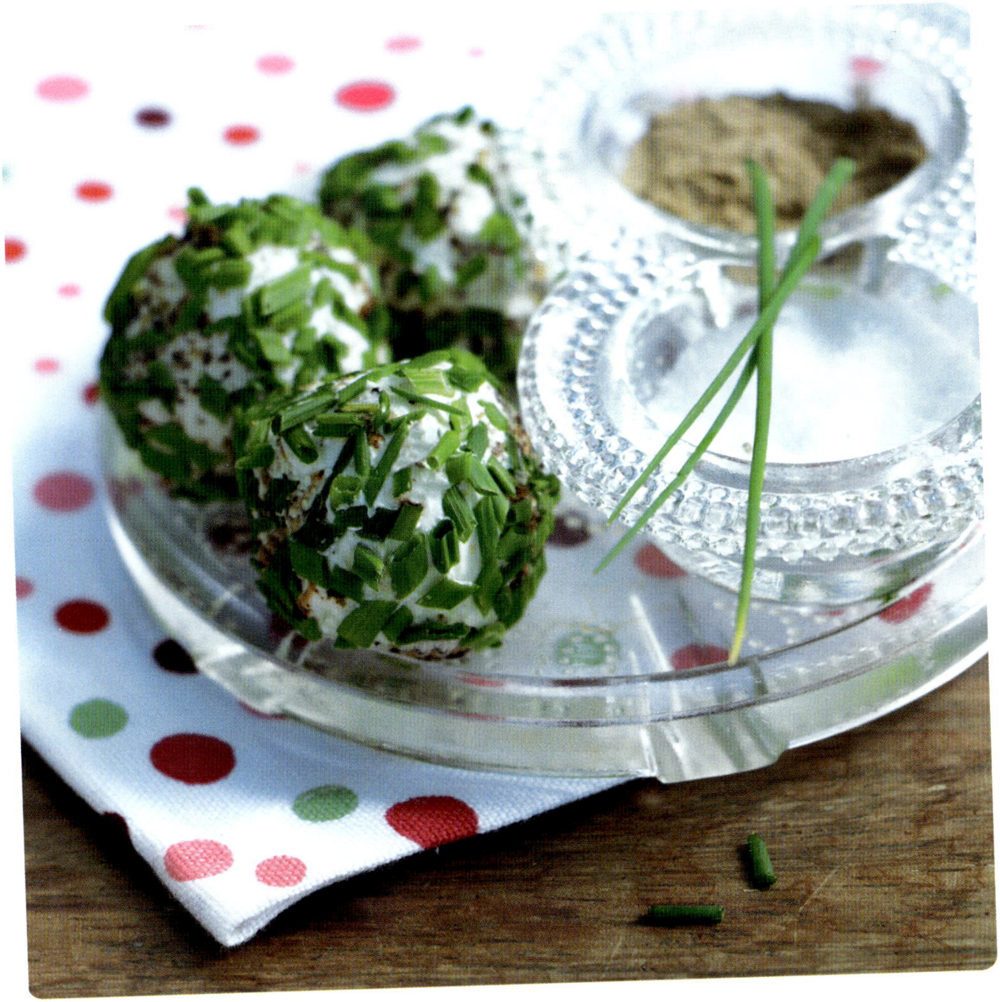

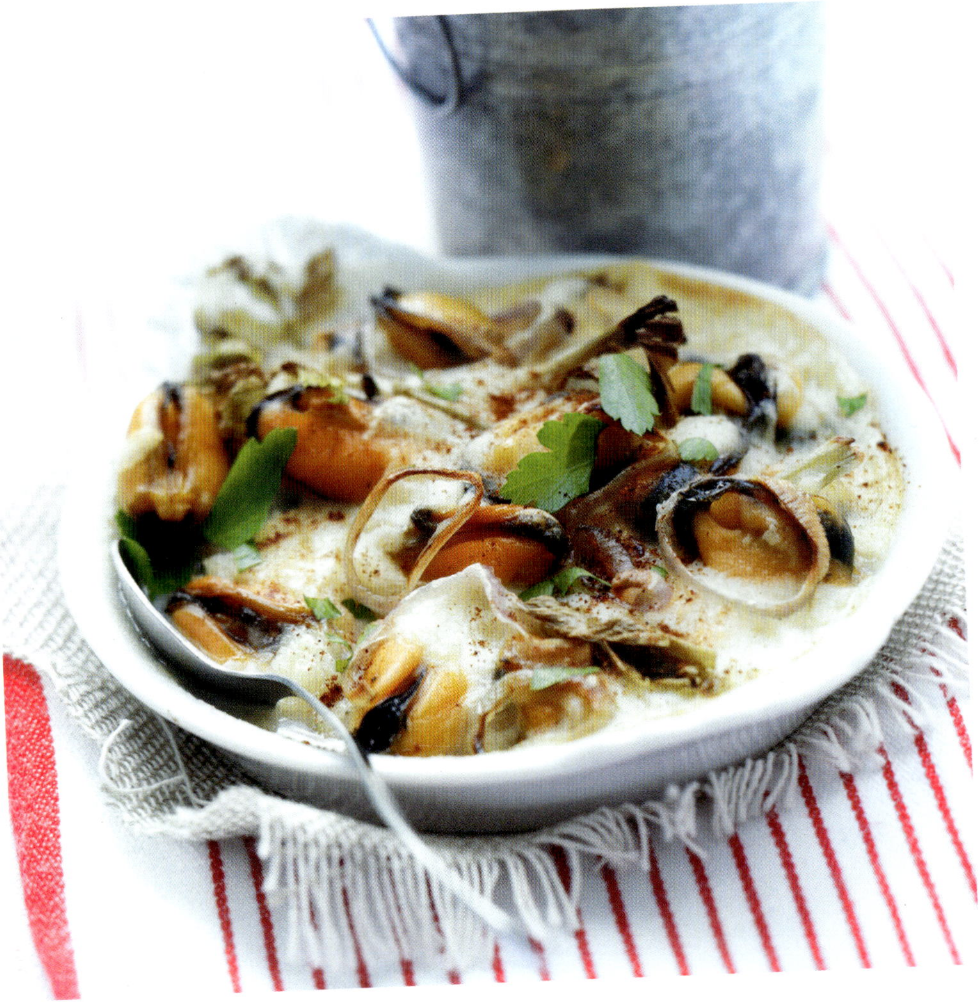

Cassolette de moules au curcuma

Cette cassolette de moules à la couleur et au parfum d'ailleurs apporte une touche d'exotisme à votre repas.

RECETTE UNIQUEMENT POUR LES FORMULES 1 400 ET 1 600 KCAL

POUR 1 PERSONNE

- **½ échalote**
- **5 cm de céleri branche**
- **150 g de moules décoquillées surgelées**
- **10 g de Maïzena**
- **125 ml de lait écrémé** >> lait demi-écrémé pour la formule Consolidation à 1 600 kcal
- **Sel, poivre**
- **Curcuma**
- **Persil**

1. Préchauffer le four à 200 °C (th. 6/7). Ciseler finement l'échalote, la faire revenir à sec dans une poêle antiadhésive jusqu'à ce qu'elle soit translucide. Couper le céleri branche en petits tronçons.
2. Décongeler les moules au four à micro-ondes en ajoutant les petits tronçons de céleri branche à « mi-cuisson ».
3. Préparer une sauce béchamel diététique : délayer la Maïzena avec un peu de lait froid. Porter le reste du lait à ébullition, puis verser sur le lait à la Maïzena et mélanger. Remettre le tout dans la casserole et porter sur le feu jusqu'à épaississement. Assaisonner et ajouter le curcuma.
4. Mélanger l'échalote précuite, les moules décongelées et les tronçons de céleri branche puis les disposer dans une cassolette (plat allant au four). Saupoudrer de persil haché.
5. Verser par-dessus la sauce béchamel diététique et enfourner pendant 15 minutes. Servir à la sortie du four !

Chair à saucisse maison

Cette recette de chair à saucisse diététique trouvera parfaitement sa place dans toutes les recettes de légumes farcis !
À déguster sans culpabilité !

POUR 4 PERSONNES

- **1 oignon**
- **1 steak haché à 5 % de MG**
- **1 escalope de porc maigre**
- **2 tranches de jambon blanc découenné et dégraissé**
- **1 œuf**
- **Persil**
- **Sel, poivre**

1. Faire dorer l'oignon dans une poêle antiadhésive, sans matières grasses.
2. Faire revenir le steak haché et l'escalope de porc dans cette même poêle, laisser tiédir.
3. Mixer le steak haché, l'escalope de porc, les tranches de jambon.
4. Ajouter l'œuf, le persil et l'oignon.
5. Saler, poivrer.
6. Garnir les légumes de votre choix de cette farce légère et savoureuse.

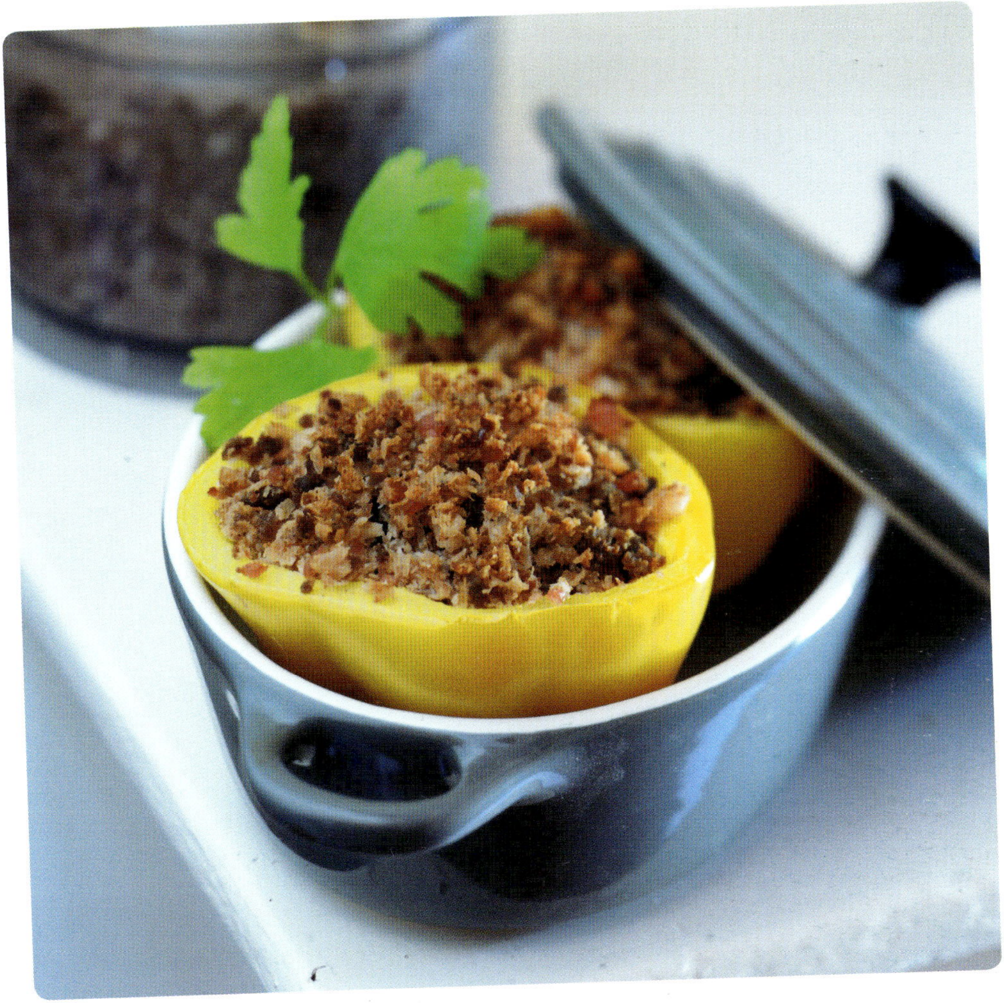

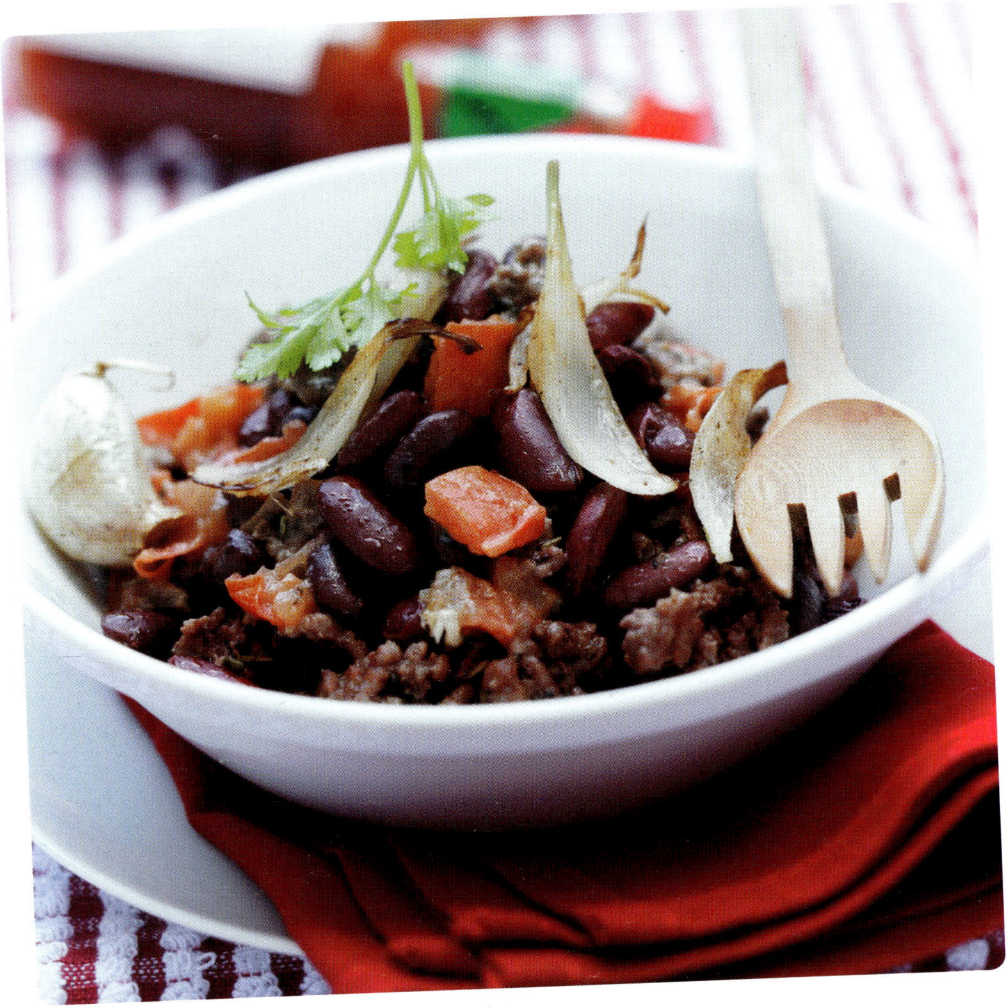

Chili con carne diététique

Voici une adaptation diététique du chili con carne, plat typique du Mexique. Essayez cette recette épicée et découvrez les saveurs mexicaines !

RECETTE UNIQUEMENT POUR LES FORMULES 1 400 ET 1 600 KCAL

POUR 1 PERSONNE

- **½ oignon**
- **¼ de gousse d'ail**
- **125 g de viande de bœuf hachée à 5 % de matières grasses**
- **Cumin, origan**
- **Tabasco**
- **50 ml de bouillon de bœuf dégraissé**
- **200 g de tomates pelées au jus**
- **100 g de haricots rouges cuits**
  >> 150 g pour la formule Consolidation à 1 600 kcal
- **Sel, poivre**

1. Émincer l'oignon et l'ail, les faire revenir à sec dans une cocotte antiadhésive. Ajouter la viande hachée, les épices, le Tabasco, et faire revenir en remuant constamment.
2. Baisser le feu, ajouter le bouillon, les tomates et leur jus, les haricots rouges. Saler, poivrer.
3. Couvrir et laisser mijoter 30 minutes à feux doux. Bon appétit !

Chou rouge braisé au jus de pomme

Grâce à son fondant et sa petite note sucrée, cette recette convaincra les plus réticents de consommer du chou rouge.

POUR 1 PERSONNE

- **200 g de chou rouge émincé le plus finement possible**
- **1 clou de girofle, noix muscade râpée, cumin (facultatif)**
- **150 ml de jus de pomme 100 % pur jus**
- **5 cl de bouillon de volaille dégraissé (réalisé avec ⅛ de cube)**
- **Sel, poivre**

1. Faire revenir le chou finement émincé dans une casserole antiadhésive, avec les épices. Ajouter le jus de pomme et le bouillon de volaille. Porter à ébullition, baisser le feu et couvrir.
2. Laisser mijoter pendant 15 minutes environ. Saler, poivrer. Bon appétit !

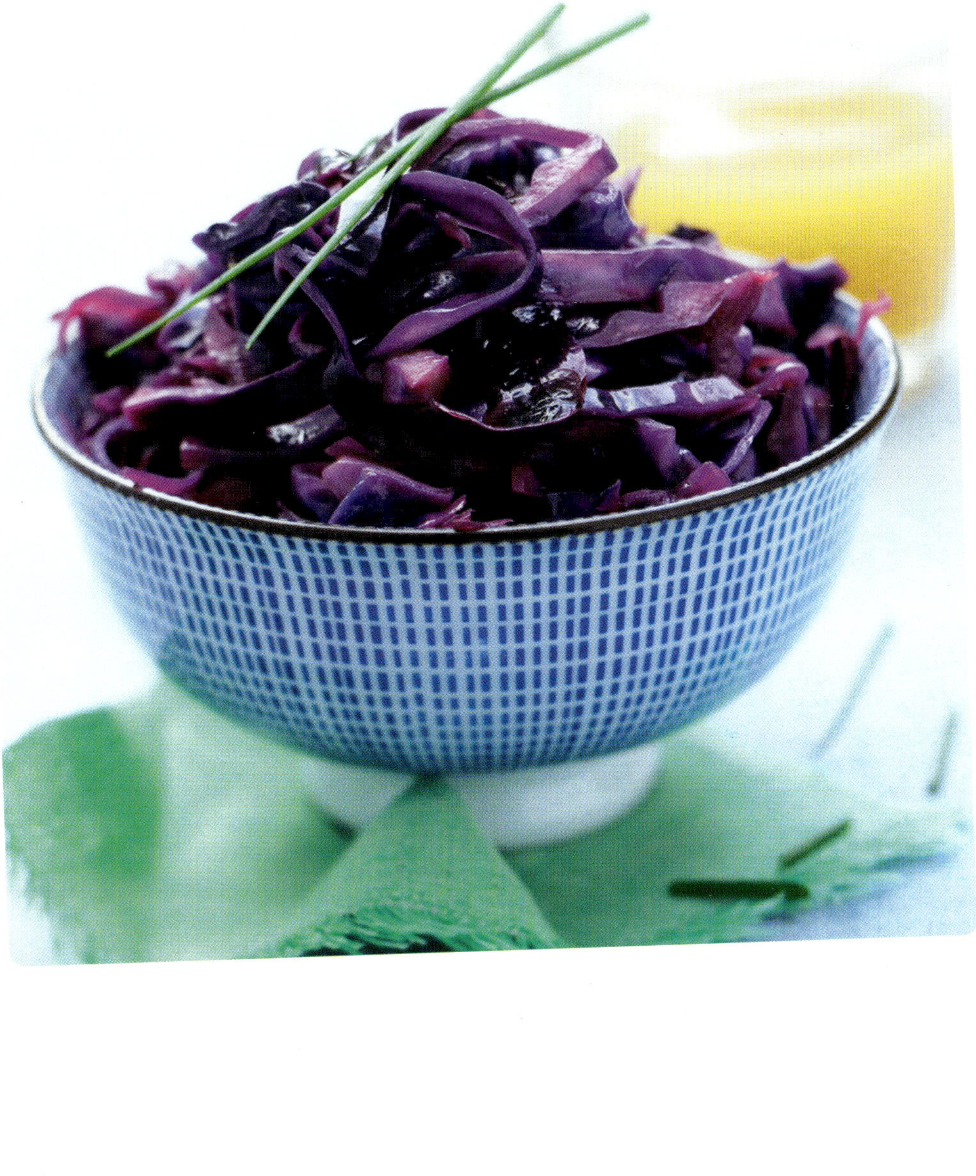

Choucroute aux trois poissons

Redécouvrez les saveurs de l'Alsace en goûtant à cette merveilleuse choucroute aux trois poissons, un plat convivial qui réchauffera à la fois votre corps et votre esprit !

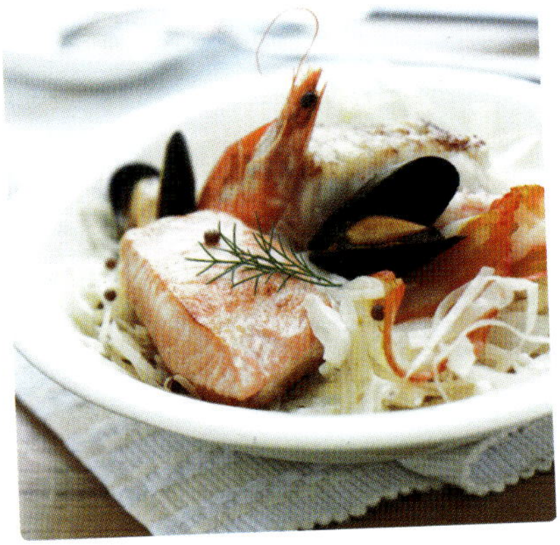

POUR 4 PERSONNES

- **4 baies de genièvre**
- **Cumin**
- **1 brin de thym**
- **1 feuille de laurier**
- **4 cuillerées à café d'huile de tournesol** >> sauf pour la formule Booster à 900 kcal
- **3 gousses d'ail**
- **1 oignon piqué de 1 clou de girofle**
- **1,2 kg de choucroute crue, non cuisinée**
- **30 cl de riesling**
- **Sel, poivre**
- **200 g de filets de haddock fumé**
- **Lait écrémé** >> lait demi-écrémé pour la formule Consolidation à 1 600 kcal
- **6 échalotes ciselées**
- **100 g de filet de saumon**
- **200 g de lotte**
- **100 g de moules décoquillées**
- **100 g de crevettes roses décortiquées**
- **6 cl de vinaigre Melfor**
- **20 cl de crème fraîche épaisse extra-légère à 3 % de matières grasses**
- **Aneth**

1. Faire revenir les baies de genièvre, le cumin, le thym et la feuille de laurier dans trois cuillerées à soupe d'huile.

2. Presser les gousses d'ail, les ajouter dans la marmite, ainsi que l'oignon piqué du clou de girofle.

3. Laver la choucroute à l'eau tiède, bien la presser pour enlever l'excédent d'eau.

4. La verser ensuite dans la marmite. Ajouter 10 centilitres de riesling, un verre d'eau, un peu de sel et de poivre. Laisser mijoter (après avoir couvert) pendant environ 1 h 30. Garder au chaud.

5. Recouvrir les morceaux de haddock de lait froid. Les pocher à frémissement pendant 10 minutes. Les égoutter et les réserver au chaud.

6. Préchauffer le four à 200 °C (th. 6/7).

7. Dans un plat creux allant au four, déposer une cuillerée à soupe d'huile au fond du plat, parsemer de quatre échalotes ciselées, ajouter 10 centilitres de riesling et un verre d'eau. Déposer les poissons, les moules et les crevettes dans ce plat, saler et poivrer légèrement. Couvrir d'une feuille d'aluminium, mettre au four pendant environ 10 minutes, en veillant à retourner le poisson à mi-cuisson.

8. **La sauce** : dans une casserole, mettre deux échalotes hachées, le vinaigre et 10 centilitres de riesling. Démarrer à feu vif puis baisser la flamme pour réduire petit à petit la préparation. Ajouter la crème fraîche en fin de cuisson. Remuer avec un fouet pour lier l'ensemble. Saler, poivrer légèrement.

9. **Présentation finale** : dresser la choucroute sur chaque assiette. Poser les poissons sur la choucroute très chaude. Napper d'un peu de sauce. Disposer quelques moules et quelques crevettes. Décorer avec un peu d'aneth.

Clafoutis de brocolis et jambon fumé

Voici une recette idéale pour un repas léger, mais copieux.
Vous pouvez accompagner ce clafoutis d'une salade verte.
L'avantage de ce plat, c'est qu'il est facile à réaliser !

RECETTE UNIQUEMENT POUR LES FORMULES 1 400 ET 1 600 KCAL

POUR 1 PERSONNE

- **2 œufs**
- **20 g de farine**
- **1 cuillerée à café de crème fraîche liquide à 3 % de matières grasses**
- **20 g d'allumettes de jambon fumé**
- **Sel, poivre**
- **½ oignon**
- **Estragon**
- **150 g de fleurs de brocoli**

1. Battre les œufs en omelette en ajoutant lentement la farine et la crème fraîche. Ajouter les allumettes de jambon. Mélanger, poivrer et saler.
2. Faire revenir l'oignon avec l'estragon, puis ajouter les fleurs de brocoli et remuer de temps à autre.
3. Verser la pâte dans un plat antiadhésif, puis répartir les brocolis.
4. Mettre au four 15 minutes environ à 180 °C (th.6).

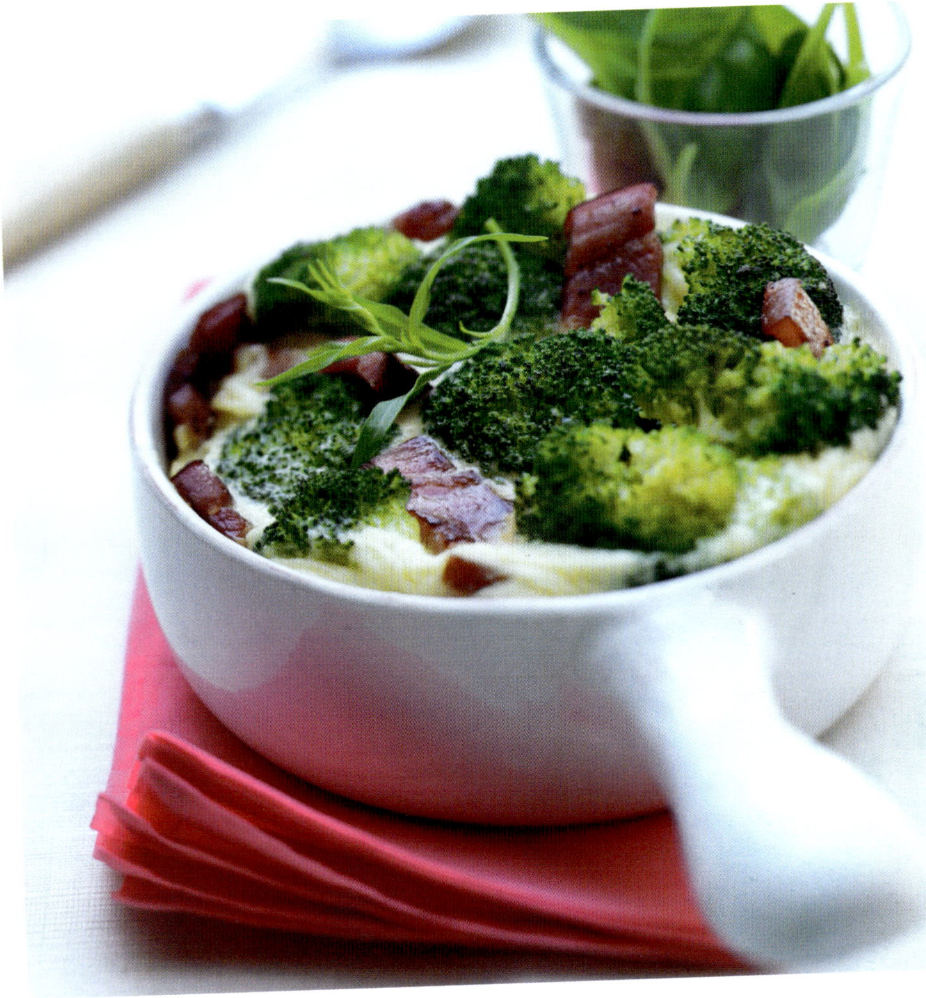

Croustade de volaille aux champignons

Une façon croustillante de savourer un menu « light » de volaille et de légumes.

RECETTE UNIQUEMENT POUR LES FORMULES 1 400 ET 1 600 KCAL

POUR 1 PERSONNE

- **150 g de blancs de poulet**
- **½ oignon**
- **100 g de champignons de Paris**
- **1 tranche et ½ de pain complet (20-22 g)**
- **⅛ de cube de bouillon de volaille**
- **125 ml de lait écrémé**
  >> lait demi-écrémé pour la formule Consolidation à 1 600 kcal
- **10 g de Maïzena**
- **Sel, poivre**
- **Noix muscade râpée**
- **Persil**

1. Couper les blancs de poulet en petits dés. Ciseler l'oignon.
2. Laver les champignons et les émincer en tranches.
3. Préchauffer le gril du four.
4. Prendre une tranche de pain, la plier en deux pour marquer la courbure au centre. Disposer cette tranche pliée à 90 degrés dans un coin de plat à gratin, de manière à faire tenir la courbure (caler éventuellement un ramequin à côté pour la faire tenir). Poser l'autre partie dans le plat.
5. Placer sous le gril du four quelques minutes pour obtenir des tranches croustillantes.

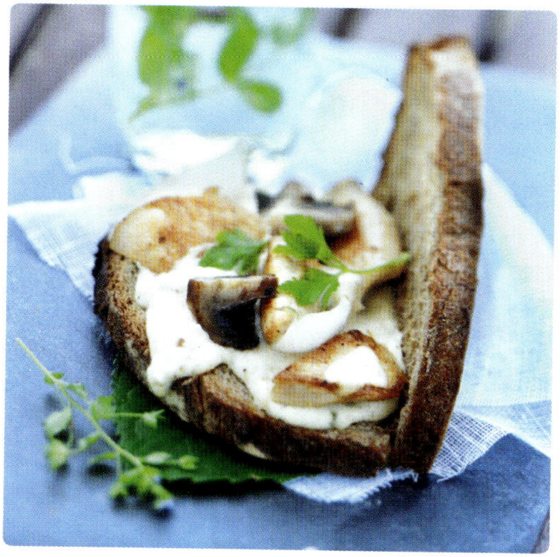

6. Faire revenir l'oignon à sec dans une poêle antiadhésive. Ajouter les morceaux de blancs de poulet et les champignons puis les faire revenir de chaque côté.

7. Ajouter le cube de bouillon de volaille et 5 centilitres d'eau pour le dissoudre. Bien remuer. Couvrir et laisser mijoter 5 minutes supplémentaires. Verser le lait vers la fin de la cuisson, et attendre qu'il se réchauffe pour homogénéiser la sauce.

8. Prélever 150 millilitres de sauce. Délayer la Maïzena avec un peu de sauce. Remettre le restant de sauce sur le feu jusqu'aux premiers frémissements et verser alors sur le mélange à la Maïzena. Bien mélanger et remettre l'ensemble dans une casserole à feu doux, pour épaissir la préparation.

9. Verser la sauce sur les morceaux de poulet, assaisonner de sel, poivre, noix muscade râpée, persil.

10. Verser délicatement un peu de préparation au centre, le reste tout autour. Décorer avec un peu de persil.Bon appétit !

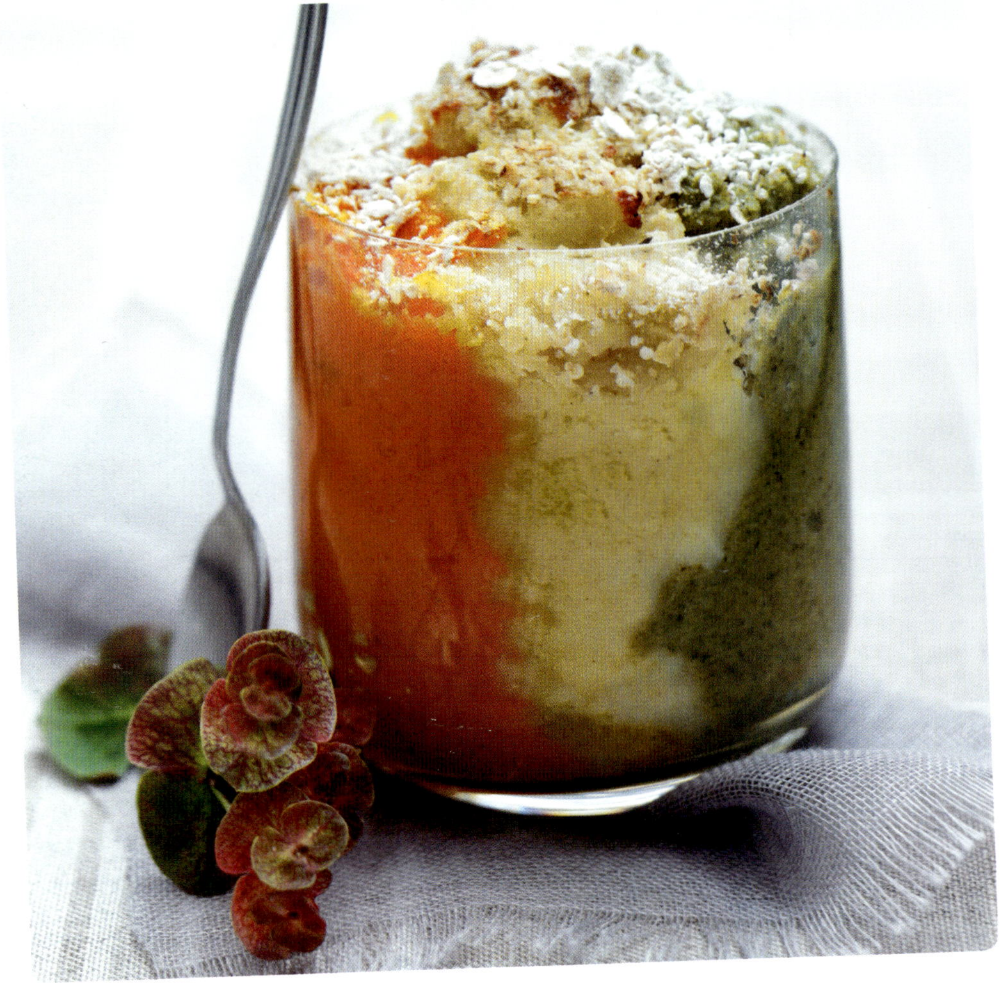

Parmentier tricolore

Ce hachis parmentier tricolore se déguste avant tout avec les yeux ! Savourez-le sans aucun complexe !

RECETTE UNIQUEMENT POUR LES FORMULES 1 400 ET 1 600 KCAL

POUR 1 PERSONNE

- **100 g de purée de carottes surgelée**
- **100 g de purée de brocolis surgelée**
- **100 g de purée de pommes de terre surgelée**
- **1 cuillerée à soupe de flocons d'avoine**
- **1 cuillerée à soupe de chapelure**
- **1 cuillerée à café d'huile d'olive**
- **Sel, poivre**

1. Préchauffer le four à 180 °C (th.6).
2. Faire cuire les purées séparément à la casserole ou au four à micro-ondes pour plus de facilité.
3. Mixer les flocons d'avoine et les mélanger avec la chapelure et l'huile.
4. Disposer dans un plat à gratin antiadhésif une couche de purée de pommes de terre, une couche de purée de brocolis et enfin une couche de purée de carottes.
5. Parsemer le mélange chapelure, avoine, huile sur le dessus de la préparation.
6. Enfourner 10 minutes. Servir.

Pommes de terre vapeur et noix de saint-jacques

Cette recette de pommes de terre aux noix de saint-jacques est raffinée et vraiment exquise. Testez-la en entrée quand vous avez des invités : vous verrez, tout le monde sera ravi.

RECETTE UNIQUEMENT POUR LES FORMULES 1 400 ET 1 600 KCAL

POUR 1 PERSONNE
- **125 g de pommes de terre** >> 185 g pour la formule Consolidation à 1 600 kcal
- **¼ de gousse d'ail**
- **150 g de noix de saint-jacques**
- **¼ de jus de citron**
- **1 cuillerée à soupe de lait écrémé**
  >> lait demi-écrémé pour la formule Consolidation à 1 600 kcal
- **Ciboulette**
- **Sel, poivre**

1. Laver et brosser les pommes de terre sous l'eau froide.

2. Les faire cuire avec la peau à la Cocotte-Minute, pendant 10 minutes après le début de rotation de la soupape.

3. Pendant ce temps, hacher la gousse d'ail et la faire revenir à sec dans une poêle antiadhésive. Ajouter les noix de saint-jacques préalablement lavées et essorées sur un papier absorbant.
Les faire revenir quelques minutes de chaque côté. Ajouter le jus de citron, remuer jusqu'à évaporation. En fin de cuisson, ajouter le lait écrémé, la ciboulette, un peu de sel et de poivre.

4. Éplucher les pommes de terre, les couper en morceaux et les disposer en forme de cercle dans l'assiette. Saler, poivrer. Ajouter la préparation de noix de saint-jacques au centre de l'assiette et déguster aussitôt.

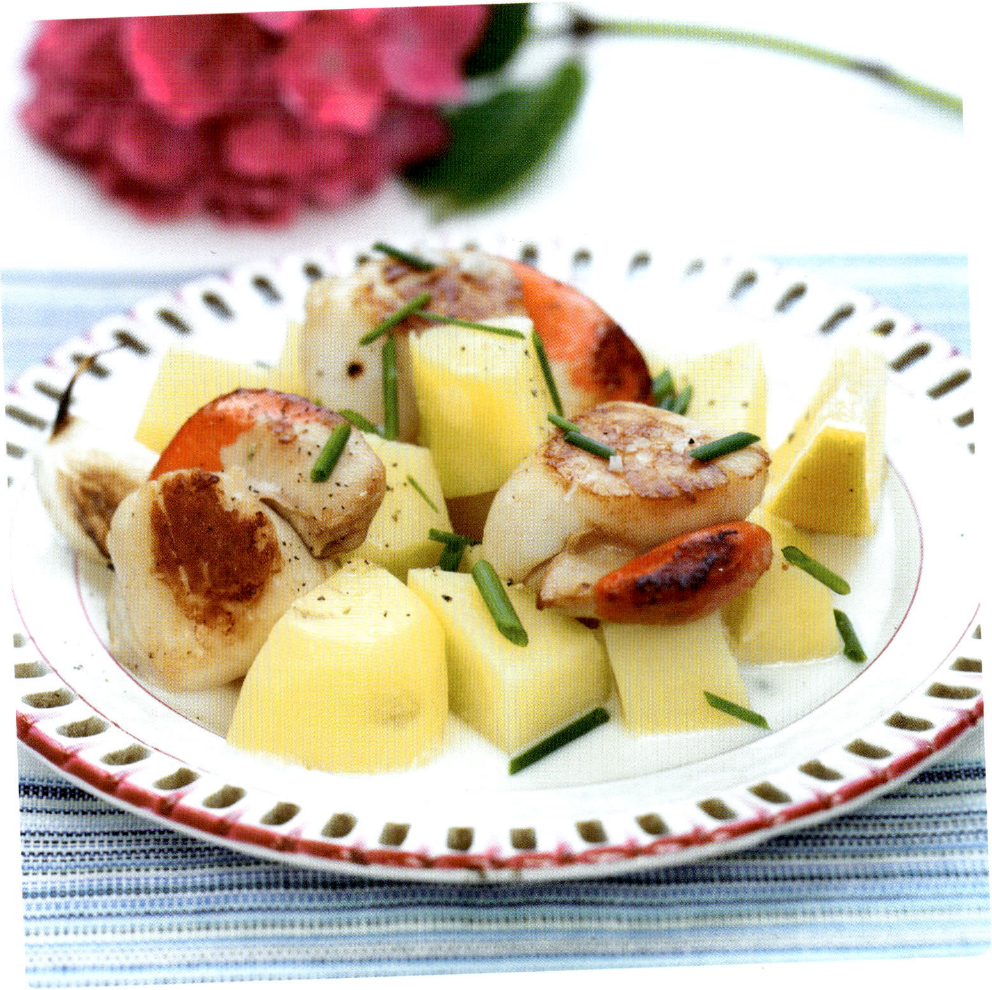

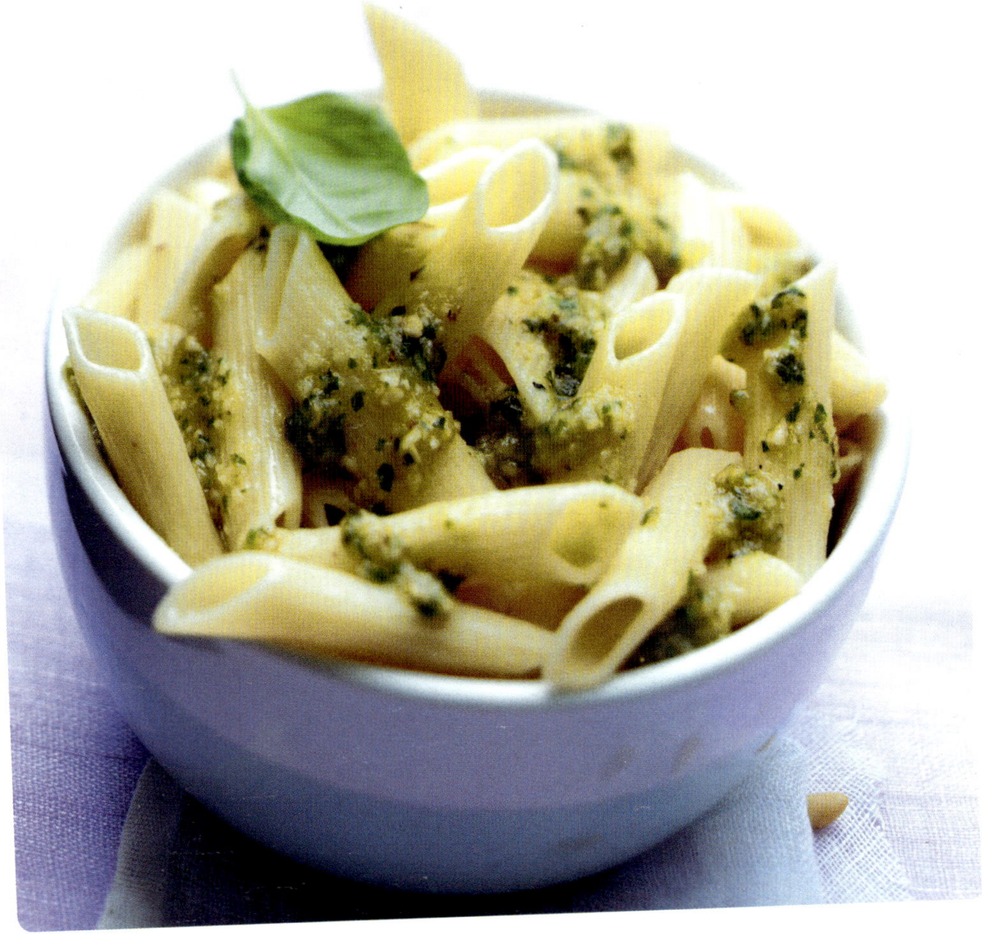

Pâtes au pistou et au parmesan

Cette recette aux notes ensoleillées vous transportera en Provence le temps d'un repas !

RECETTE UNIQUEMENT POUR LES FORMULES 1 400 ET 1 600 KCAL

POUR 1 PERSONNE

- **Feuilles de basilic frais**
- **½ cuillerée à soupe d'huile d'olive**
- **10 g de pignons de pin**
- **Sel, poivre**
- **20 g de parmesan râpé**
- **50 g de penne crues** >> 30 g pour la formule Confort à 1 400 kcal

1. Dans le saladier de service, disposer le basilic émincé, l'huile d'olive, les pignons de pin, le sel, le poivre et le parmesan.
2. Faire cuire les pâtes dans de l'eau frémissante.
3. Les égoutter au terme de la cuisson.
4. Les verser dans le saladier, mélanger. Servir immédiatement.

Raclette diététique

Voici une version très light de la raclette, plat montagnard dont tout le monde raffole, mais qui est riche en graisses. Essayez donc cette recette, vous serez épaté !

RECETTE UNIQUEMENT POUR LES FORMULES 1 400 ET 1 600 KCAL

POUR 1 PERSONNE

- **2 pommes de terre**
- **30 g de cancoillotte**
- **Poivre (et éventuellement 1 cuillerée à café de moutarde)**
- **100 g de viande des Grisons**
- **200 g de tomates (2 tomates)**
- **50 g de fonds d'artichaut**
- **Cornichons au vinaigre**
- **Petits oignons au vinaigre**

1. Laver et bien brosser les pommes de terre sous l'eau, puis les faire cuire avec la peau 20 minutes à l'eau bouillante salée (ou 8 minutes à la Cocotte-Minute).
2. Mélanger la cancoillotte, le poivre et éventuellement la moutarde.
3. Lorsque les pommes de terre sont cuites, les égoutter, les disposer dans un plat en verre, recouvrir du mélange à base de cancoillotte, et passer 1 min 30 au four à micro-ondes à puissance élevée.
4. Servir immédiatement, accompagnées de viande des Grisons, de tomates au sel, de fonds d'artichaut, de cornichons et de petits oignons au vinaigre.

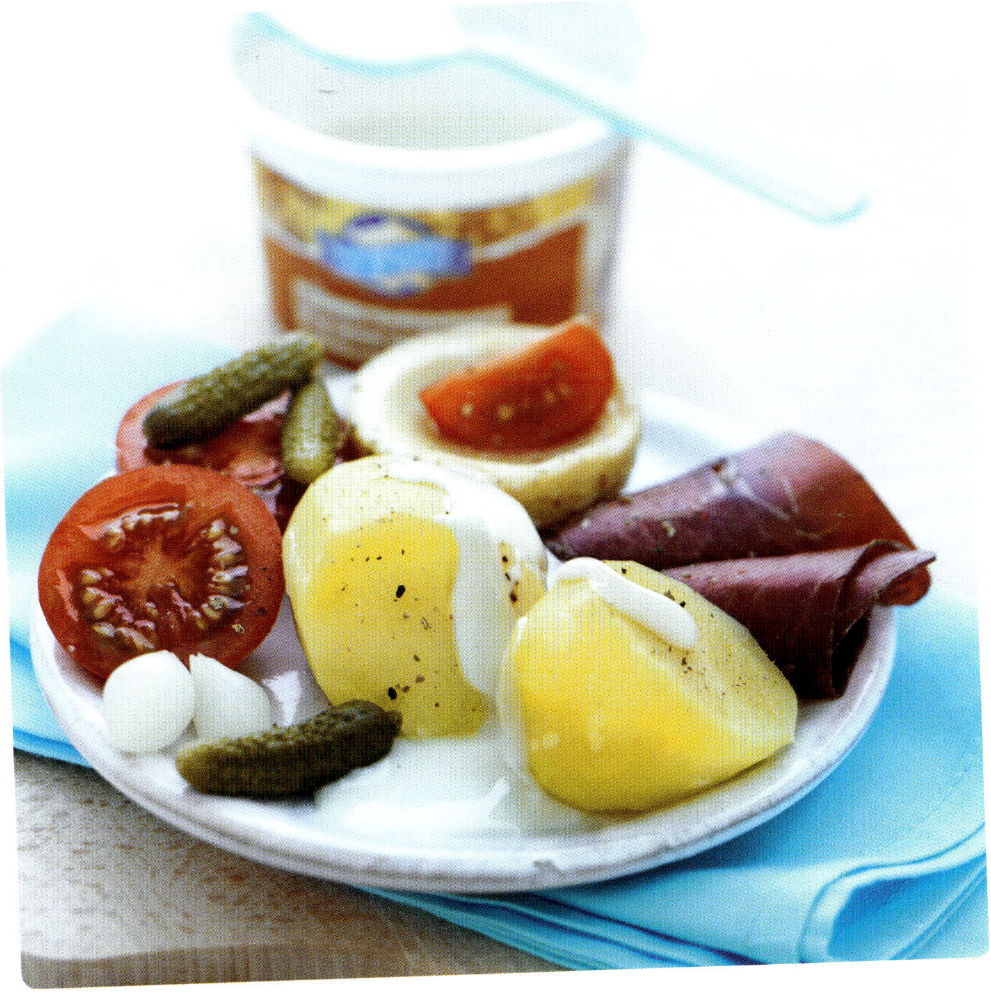

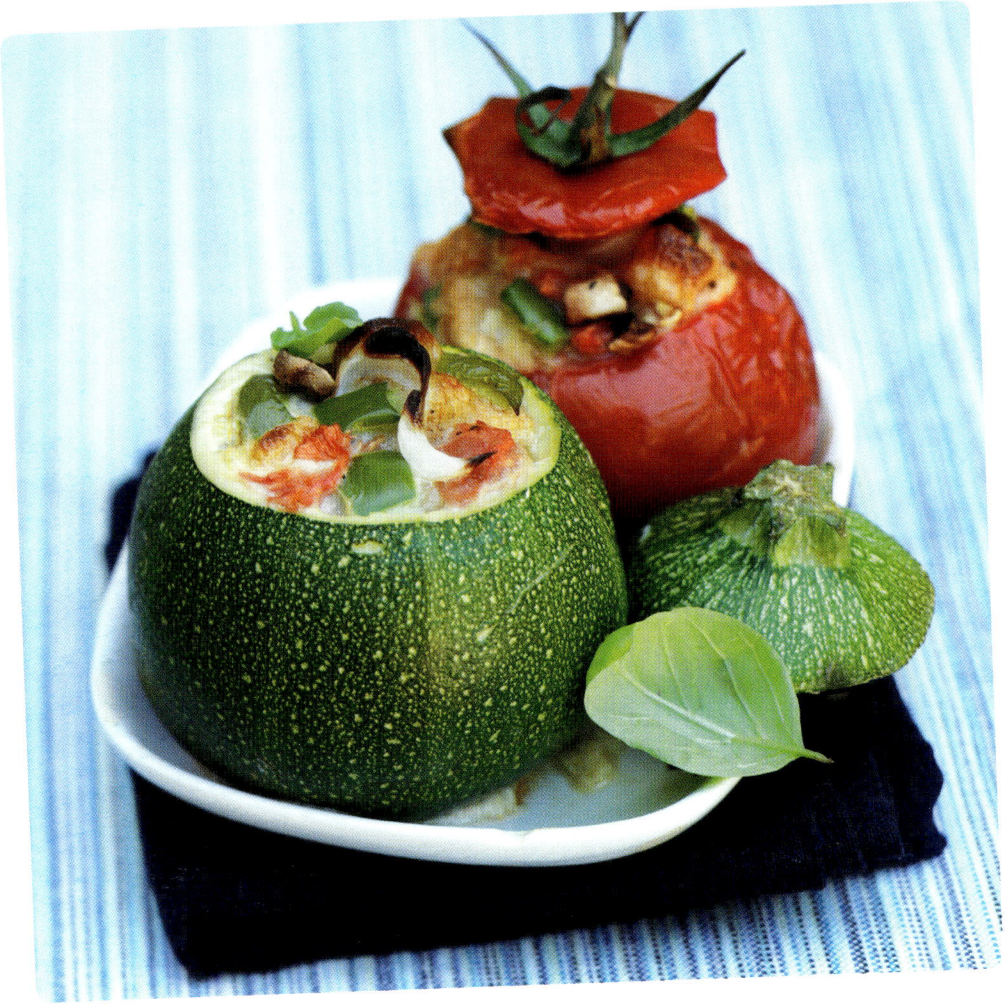

Petits farcis niçois

Les végétariens ne seront pas laissés pour compte avec cette recette revisitée des farcis niçois.

RECETTE UNIQUEMENT POUR LES FORMULES 1 400 ET 1 600 KCAL

POUR 1 PERSONNE

- **1 petite courgette ronde à farcir**
- **1 tomate à farcir**
- **40 g de mie de pain complet**
- **1 poivron vert**
- **1 petite boîte de champignons de Paris émincés**
- **2 gousses d'ail**
- **1 oignon blanc**
- **1 œuf**
- **1 petite poignée de basilic frais ciselé**
- **Sel, poivre**
- **1 cuillerée à soupe de chapelure**

1. Préchauffer le four à 170 °C (th.5/6).
2. Couper le chapeau de la courgette ronde, la vider, la saler et conserver le contenu pour la farce. Couper le chapeau de la tomate, l'épépiner, la saler et la retourner à l'envers pour qu'elle perde un peu de son eau.
3. Faire tremper la mie de pain avec le contenu retiré de la tomate.
4. Laver et émincer le poivron vert en petits dés. Émincer plus finement les champignons de Paris après les avoir bien égouttés.
5. Mélanger dans un saladier la farce de la courgette ronde, la mie de pain essorée, le poivron, les champignons, l'ail écrasé, l'oignon émincé, l'œuf, le basilic, le sel et le poivre.
6. Farcir la courgette et la tomate avec la préparation. Saupoudrer de chapelure. Disposer dans un plat à gratin antiadhésif, et enfourner 30 minutes.

Fagots de haricots verts « enlardés » de bacon

Faites entrer cette recette dans vos assiettes pour les fêtes de fin d'année. Simple à préparer, elle vous permettra de faire une belle présentation, tout en vous régalant !

POUR 1 PERSONNE

- **200 g de haricots verts surgelés**
- **1 tranche de bacon**
- **Sel, poivre**

USTENSILES

Cure-dents

1. Faire décongeler les haricots verts au four à micro-ondes, enlever l'excédent d'eau.
2. Couper le bacon en petites lanières. Préchauffer le gril du four.
3. Former des petits fagots, les entourer d'une lanière de bacon que l'on fera tenir à l'aide d'un cure-dent.
4. Passer ces fagots quelques minutes sous le gril du four afin de rendre le bacon légèrement croustillant.

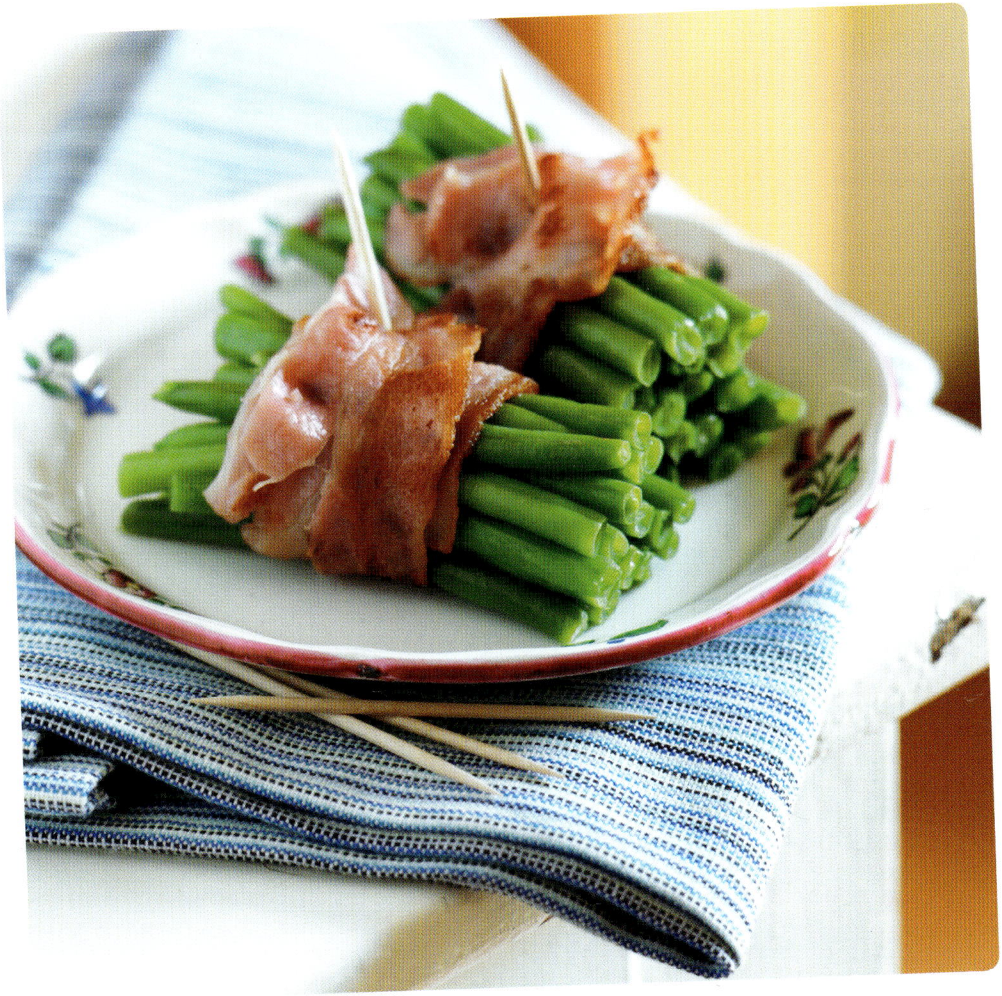

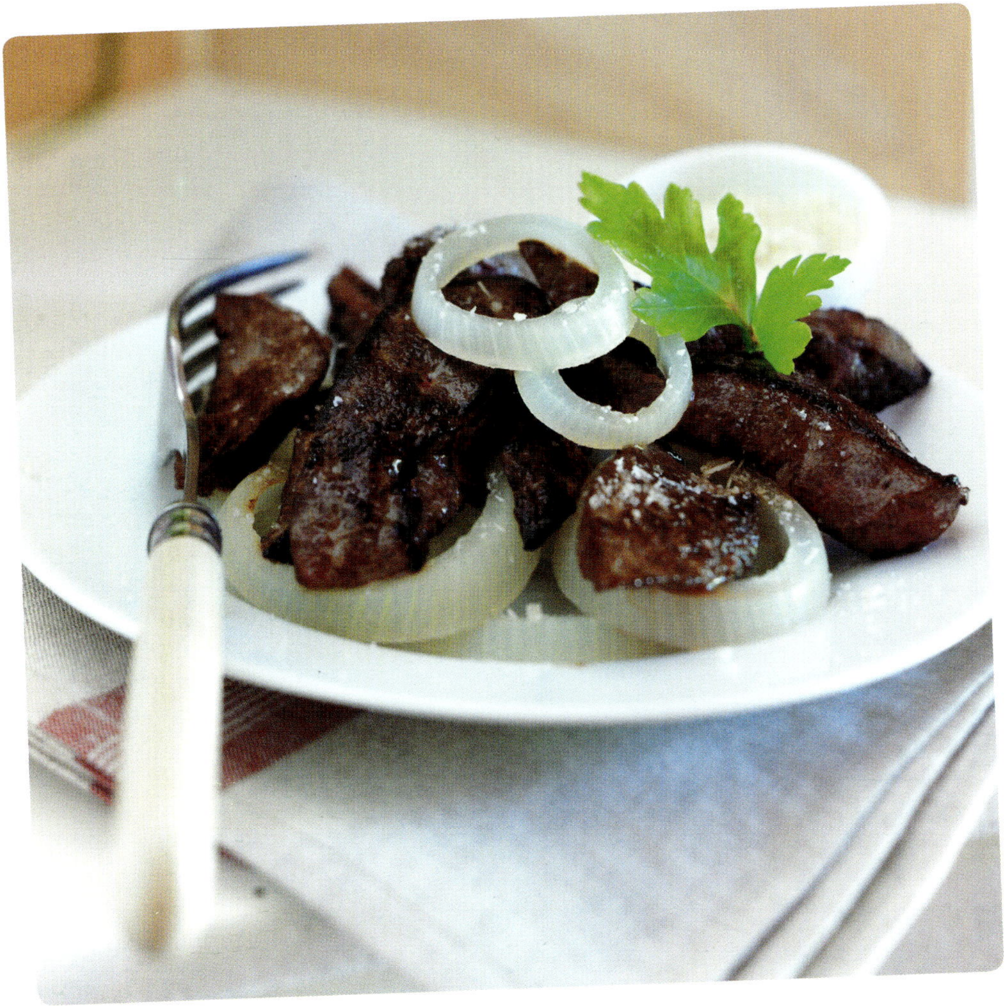

Foie de veau aux oignons

Voici une excellente manière de cuisiner le foie de veau qui, comme vous le savez, est une viande très riche en fer. Alors, n'hésitez pas à préparer cette recette parfaite pour votre santé.

POUR 1 PERSONNE

- **1 oignon moyen découpé en rondelles**
- **2 cuillerées à soupe de bouillon de bœuf**
- **125 g de foie de veau découpé en lanières**
- **Sel, poivre**
- **1 cuillerée à soupe de vinaigre de framboise**
- **10 g de parmesan**

1. Faire sauter les rondelles d'oignon dans le bouillon jusqu'à ce qu'elles deviennent transparentes.
2. Ajouter le foie en lanières, le sel et le poivre.
3. Faire cuire en remuant jusqu'à ce que le foie ait pris une belle couleur brune.
4. Ajouter le vinaigre de framboise. Laisser évaporer 3 minutes.
5. Saupoudrer de parmesan râpé avant de servir.

Galette de sarrasin aux fruits de mer

Redécouvrez cette spécialité bretonne dans une version chic et délicieuse.

RECETTE UNIQUEMENT POUR LES FORMULES 1 400 ET 1 600 KCAL

POUR 1 PERSONNE

- **160 g de cocktail de fruits de mer (surgelés)**
- **Crème fraîche à 3 % de matières grasses**
- **1 galette de sarrasin fraîche (rayon traiteur)**

1. Faire décongeler le cocktail de fruits de mer.
2. Faire sauter les fruits de mer dans une poêle avec deux cuillerées à soupe de crème légère.
3. Faire dorer la galette et incorporer le mélange de fruits de mer.
4. Plier la galette en deux et laisser cuire 1 minute de chaque côté.

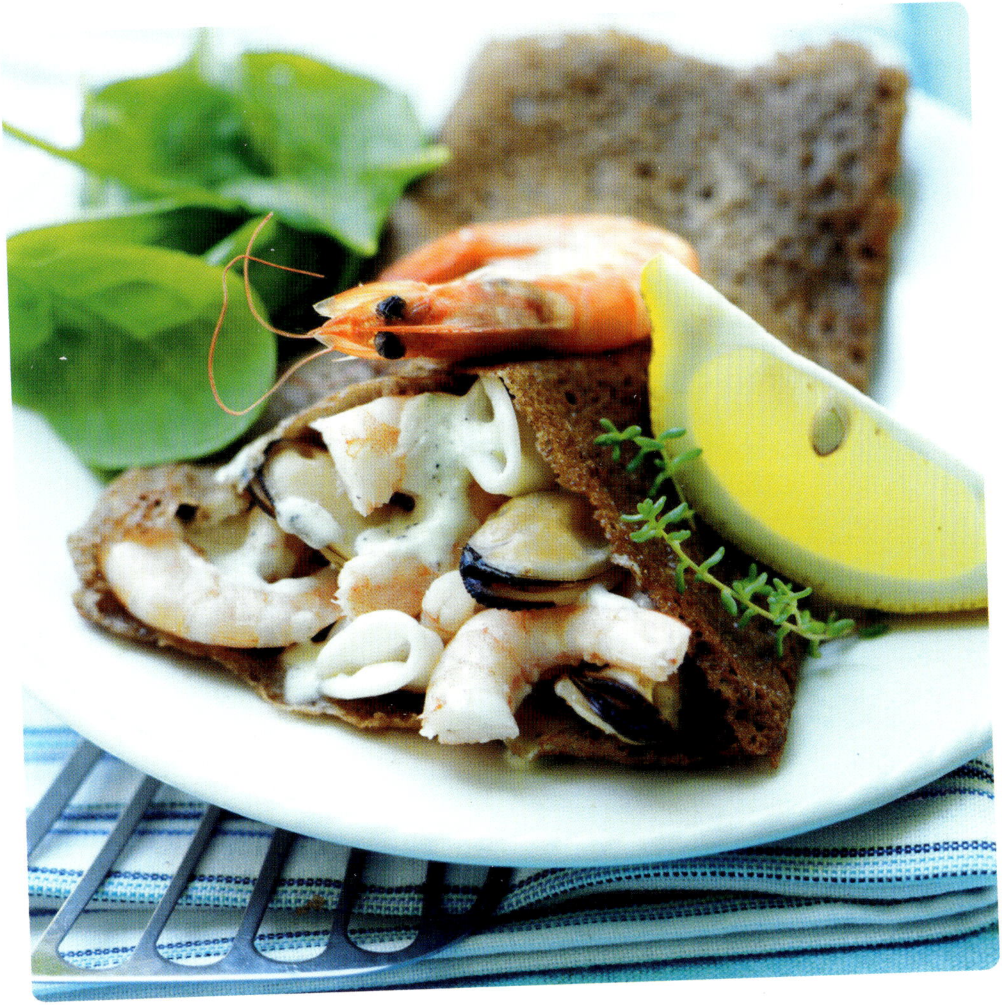

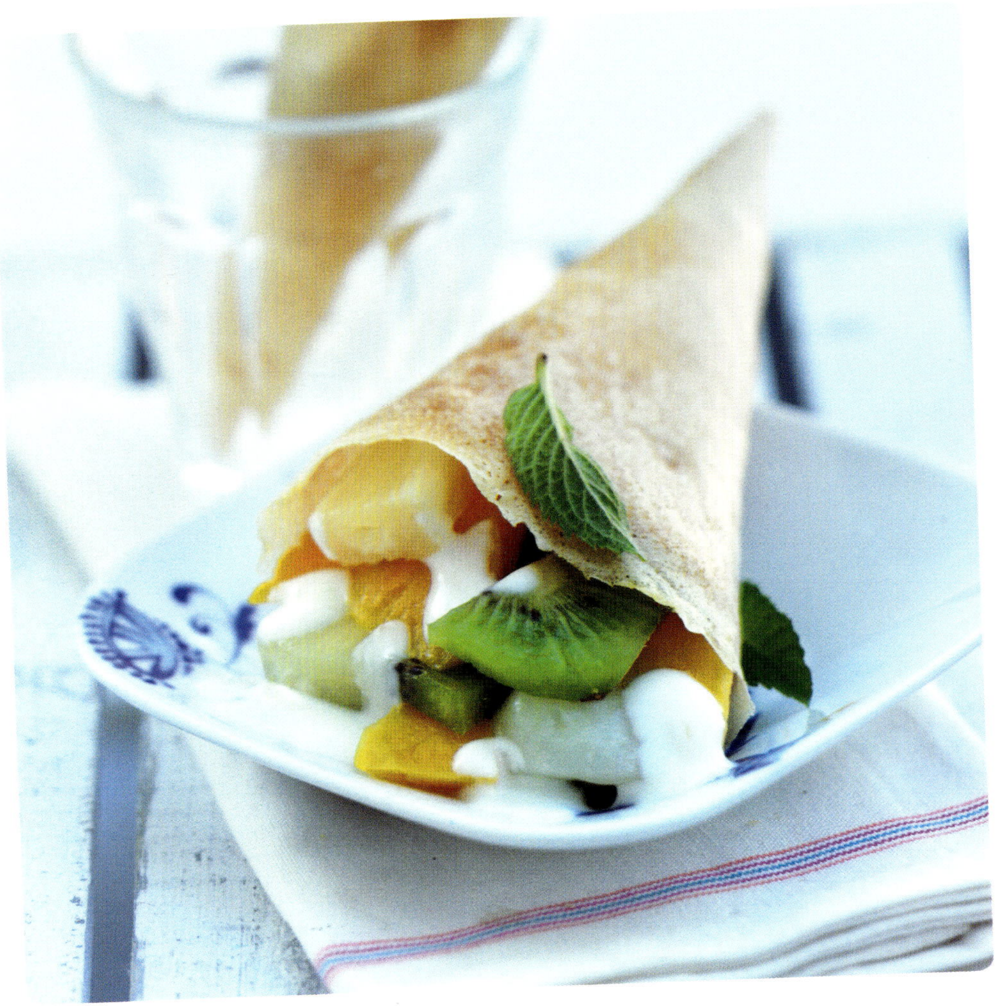

Corne d'abondance aux fruits exotiques

Comment épater vos invités pendant les fêtes de fin d'année ?
Eh bien, si vous voulez leur faire plaisir, cuisinez ces cornes d'abondance aux fruits exotiques !

POUR 1 PERSONNE

- **¼ de feuille de brick**
- **Un peu de beurre fondu**
- **¼ de kiwi**
- **1 tranche d'ananas**
- **2 litchis**
- **⅛ de mangue**
- **50 g de fromage blanc nature 0 %**
  >> 50 g de fromage blanc nature 20 % pour la formule à 1 600 kcal
- **Gingembre râpé**

USTENSILE

Papier d'aluminium

1. Préchauffer le four à 180 °C (th.6).
2. Badigeonner la feuille de brick de beurre fondu.
3. La rouler autour d'un cône en aluminium (papier aluminium avec lequel vous aurez formé un cône) de manière à constituer un cornet.
4. Enfourner 10 minutes.
5. Pendant ce temps, couper les fruits en petits dés de taille identique, les mélanger au fromage blanc et au gingembre.
6. Sortir le cône du four, retirer délicatement le papier aluminium, laisser refroidir sur du papier absorbant.
7. Garnir le cornet avec la salade de fruits exotiques. Servir immédiatement.

Dessert glacé aux fruits rouges

Voici un dessert complètement givré qui a de quoi raviver vos papilles entre la douceur du fromage blanc, l'acidulé des fruits rouges et le croustillant des céréales !

POUR 1 PERSONNE

- **1 fromage blanc nature 0 %**
  >> 1 fromage blanc nature 20 % pour la formule Consolidation à 1 600 kcal
- **Édulcorant**
- **Cannelle (facultatif)**
- **10 g de figues séchées**
- **150 g de fruits rouges (surgelés si hors saison)**
- **25 g de céréales type Special K**

1. Mélanger le fromage blanc avec de l'édulcorant (une cuillerée à café) et éventuellement un peu de cannelle.
2. Couper les figues en petits morceaux, les mélanger aux fruits rouges écrasés grossièrement. Ajouter éventuellement un peu d'édulcorant (une cuillerée à café).
3. Prendre une petite coupe pouvant aller au congélateur, déposer au fond le fromage blanc édulcoré à la cannelle, ajouter par-dessus les fruits rouges aux figues, puis émietter sur le dessus les pétales de céréales.
4. Disposer au congélateur pendant environ 30 à 45 minutes pour glacer légèrement le dessert.
5. Sortir du congélateur 10 minutes avant de déguster : bon appétit !

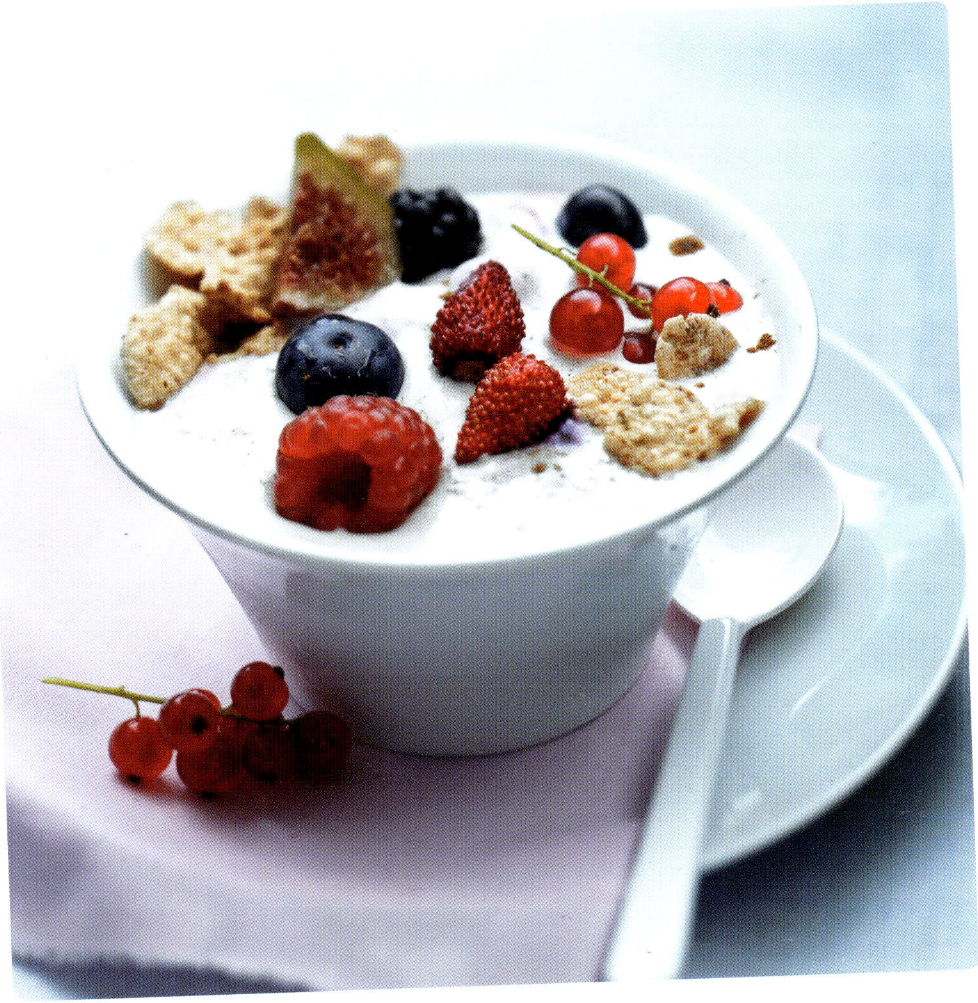

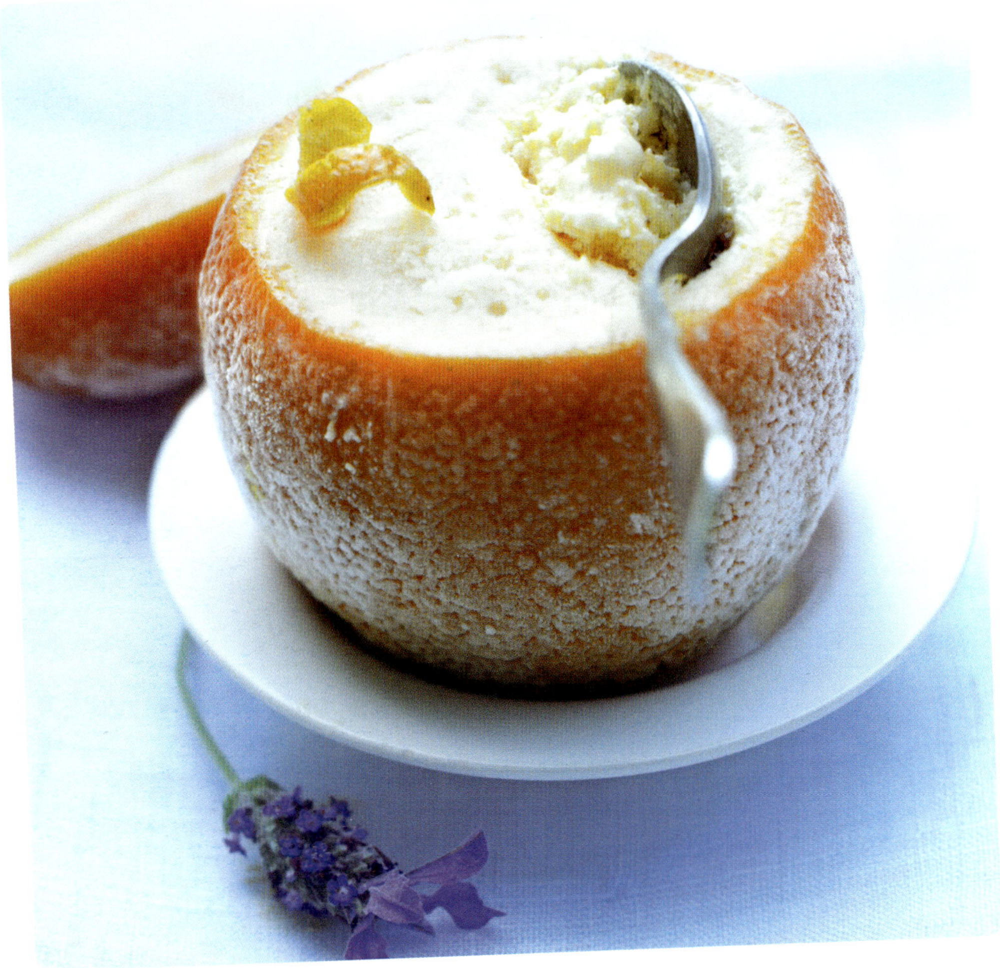

Orange givrée

Vous adorez les glaces, mais vous vous refusez à craquer pendant votre régime... Eh bien, régalez-vous sans culpabiliser en dégustant cette orange givrée !

POUR 1 PERSONNE

- **1 orange**
- **50 g de fromage blanc 0 %**
  >> 50 g de fromage blanc nature 20 % pour la formule Consolidation à 1 600 kcal
- **2 cuillerées à café d'édulcorant en poudre**

1. Découper l'extrémité de l'orange pour en faire un chapeau.
2. Vider le fruit de sa chair à l'aide d'un couteau et d'une petite cuillerée. Placer l'écorce et le chapeau au congélateur.
3. Mixer la pulpe après avoir retiré les pépins, y ajouter le fromage blanc et l'édulcorant.
4. Placer au congélateur une demi-heure puis verser dans les écorces givrées. Faire prendre une heure au congélateur.
5. Au moment de servir, poser le chapeau sur l'orange givrée.

Pain perdu à la banane

Retrouvez les saveurs de votre enfance en dégustant ce pain perdu à la banane. Cette recette est parfaite pour bien commencer la journée !

POUR 1 PERSONNE

- **1 œuf**
- **60 ml de lait écrémé**
  >> lait demi-écrémé pour la formule Consolidation à 1 600 kcal
- **1 cuillerée à café rase de miel**
- **Cannelle**
- **½ banane**
- **1 cuillerée à café d'huile d'arachide**
- **2 tranches de pain aux céréales (30 g) légèrement grillé ou rassis**
  >> 1 tranche (15 g) pour la formule Booster à 900 kcal

1. Battre l'œuf avec le lait, le miel et la cannelle, déposer le mélange dans une assiette creuse. Couper la banane en rondelles.
2. Faire chauffer l'huile dans une poêle antiadhésive. Tremper chaque face des tranches de pain dans l'appareil œuf et lait parfumé puis les faire revenir à la poêle, entourées des rondelles de banane.
3. Les retirer de la poêle lorsqu'elles sont dorées.
4. Servir tout de suite avec les rondelles de banane cuite.

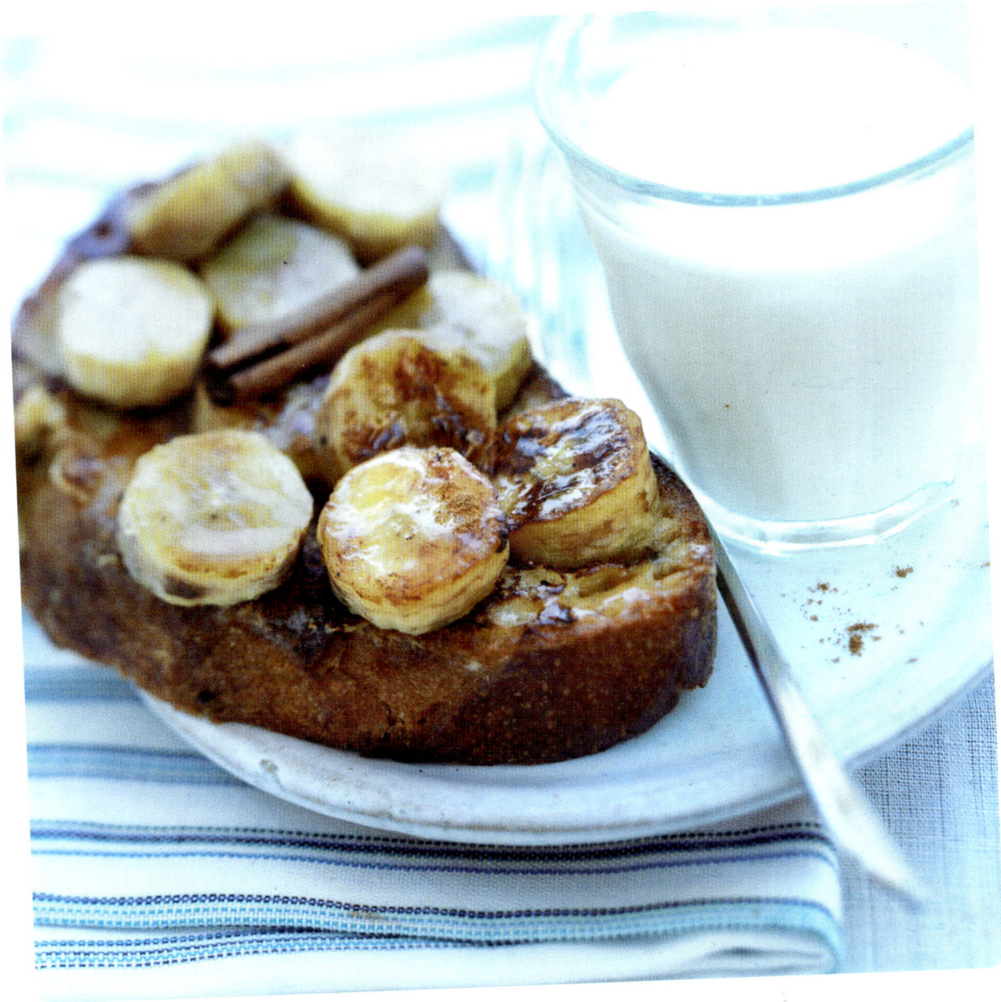

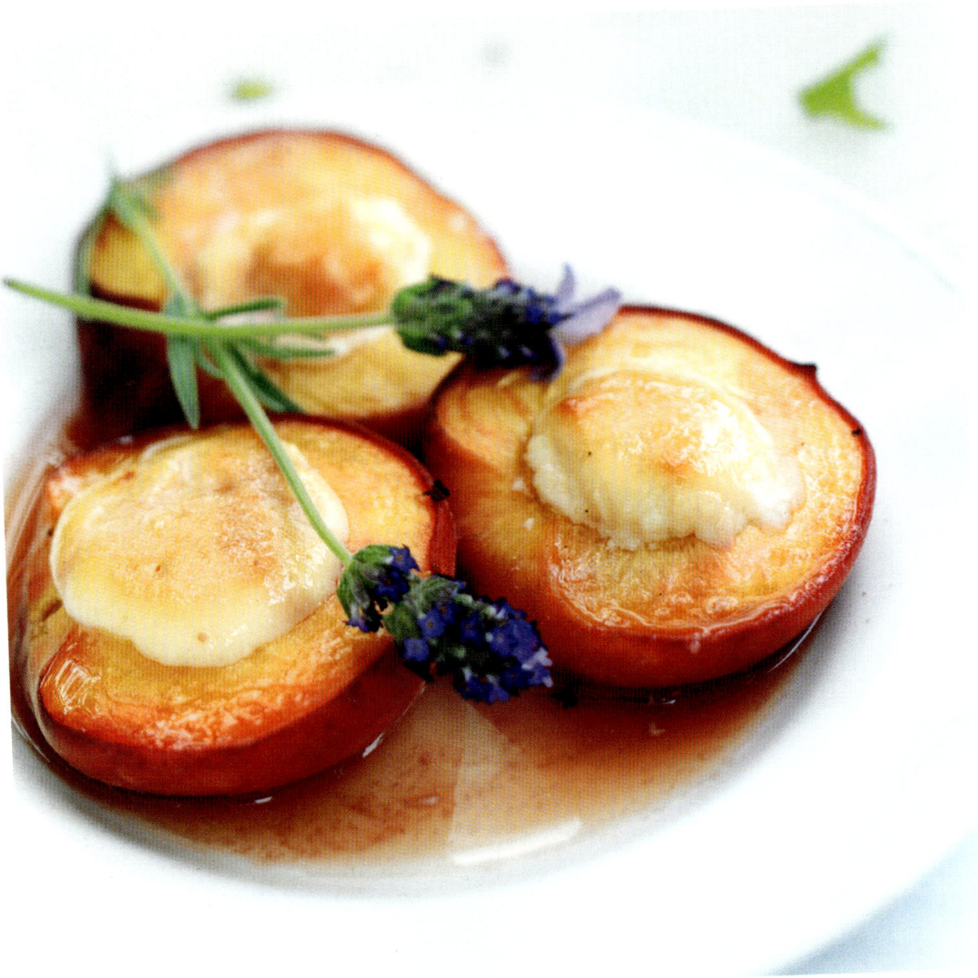

Pêches farcies à la provençale

Un dessert unique à la touche florale qui aura de quoi vous surprendre !

POUR 1 PERSONNE

- **1 pêche mûre**
- **½ citron de Menton**
- **20 g de ricotta**
- **Quelques gouttes d'eau de fleur d'oranger**
- **1 cuillerée à café de miel de lavande**
- **½ cuillerée à café de fleurs de lavande comestibles (en épicerie orientale)**

USTENSILE

Papier sulfurisé

1. Préchauffer le four à 200 °C (th.6/7).
2. Laver la pêche, la couper en deux et retirer le noyau. Creuser éventuellement un peu l'intérieur de manière à former une cavité.
3. Presser le demi-citron, mélanger le jus avec la ricotta, l'eau de fleur d'oranger et le miel.
4. Farcir les demi-pêches avec ce mélange.
5. Les envelopper dans le papier sulfurisé.
6. Enfourner dans un plat à gratin, pendant 40 minutes.
7. À la sortie du four, saupoudrer de fleurs de lavande et servir immédiatement.

Pomme meringuée

Comment ne pas craquer pour ce dessert ?
En un tournemain, vous pourrez réaliser cette recette
qui sera parfaite pour un dessert tout léger mais délicieux !

POUR 1 PERSONNE

- **1 pomme**
- **Vanille ou cannelle ou citron**
- **½ blanc d'œuf**
- **1 cuillerée à café d'édulcorant en poudre**

1. Faire une compote avec la pomme et l'aromate et un peu d'eau dans une casserole.
2. Battre le blanc d'œuf en neige ferme puis y ajouter l'édulcorant petit à petit. Mélanger en soulevant délicatement de bas en haut pour ne pas faire retomber le blanc.
3. Disposer la compote dans un ramequin, meringuer la surface avec le blanc en neige et passer au four chaud environ 15 minutes pour faire prendre la couleur.

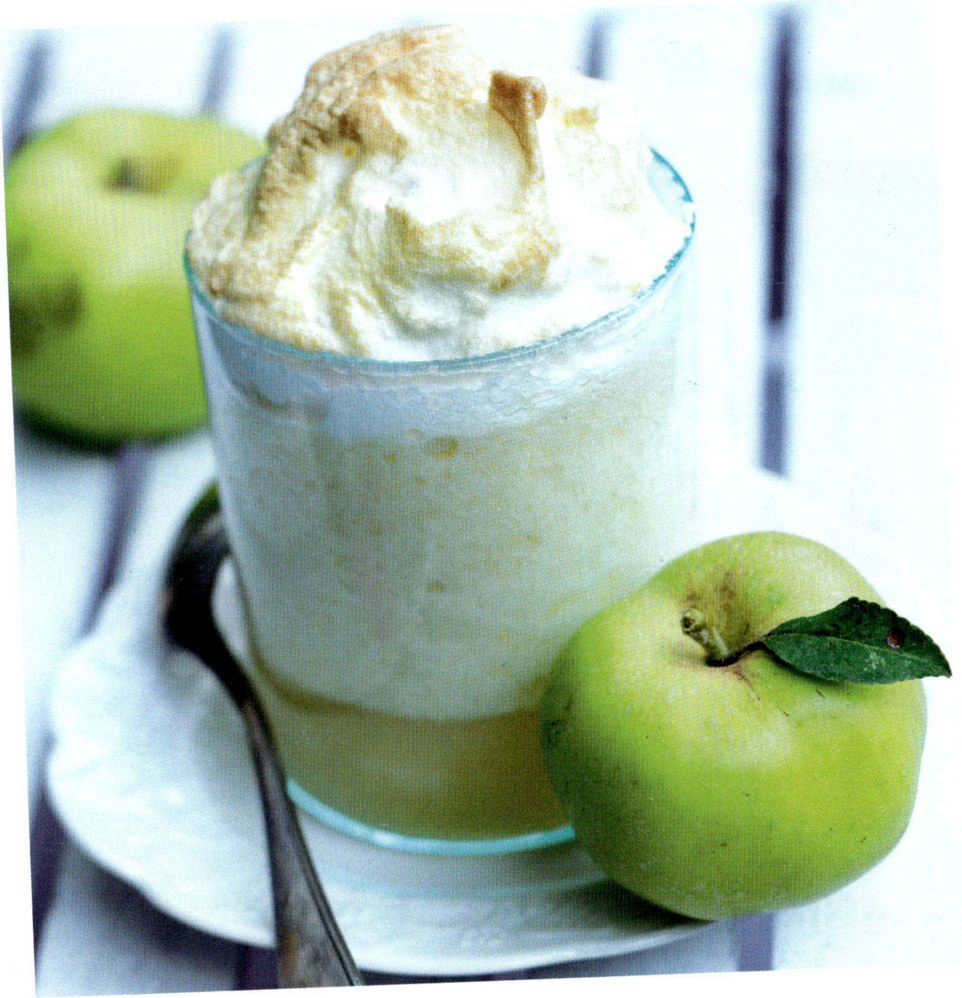

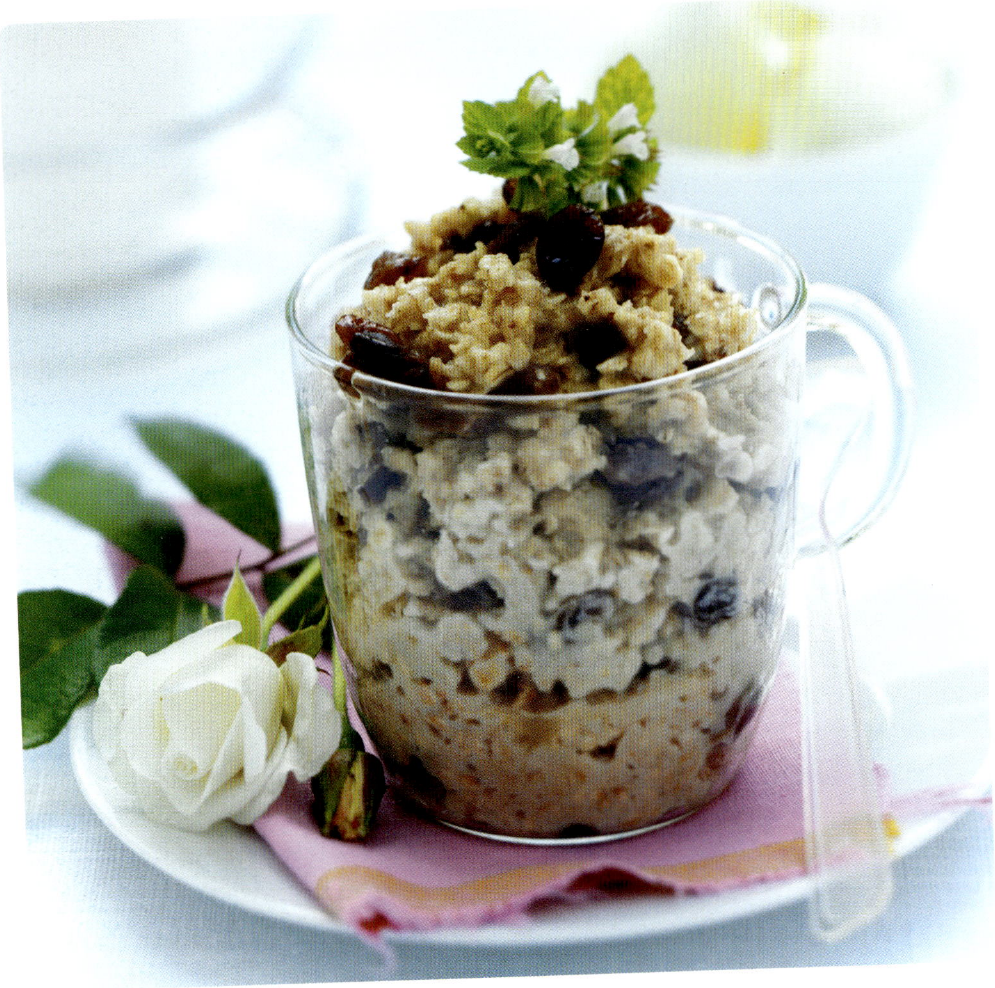

Porridge aux raisins secs

Pour varier vos petits déjeuners,
redécouvrez cette célèbre bouillie anglaise.

POUR 1 PERSONNE

- **150 ml de lait écrémé**
  >> lait demi-écrémé pour la formule Consolidation à 1 600 kcal
- **10 g de raisins secs**
- **30 g de flocons d'avoine**
- **Édulcorant (facultatif)**

1. Faire chauffer à feu doux le lait et les raisins secs, jusqu'à frémissement.
2. Verser en pluie les flocons d'avoine et remuer sans arrêt, jusqu'à gonflement des flocons.
3. Laisser cuire en remuant et attendre que la préparation se détache des bords.
4. Compléter si nécessaire avec de l'édulcorant.

Flan aux poires

Une recette de dessert légère et délicieuse que vous devez absolument goûter. Si vous n'aimez pas les poires, remplacez-les par un autre fruit comme la pomme, par exemple !

POUR 1 PERSONNE

- **1 poire**
- **1 œuf**
- **Édulcorant**
- **Cannelle**
- **125 ml de lait écrémé**

1. Préchauffer le four à 190 °C (th.6/7). Laver la poire puis l'éplucher et la couper en petits cubes.
2. Battre l'œuf avec l'édulcorant et la cannelle. Pendant ce temps, faire chauffer le lait. Verser petit à petit le lait sur le bord du récipient contenant l'œuf et l'édulcorant, tout en continuant de fouetter.
3. Verser le mélange dans un petit ramequin individuel.
4. Disposer ce dernier dans un bain-marie (plat à gratin rempli d'eau froide, arrivant aux trois quarts du bord supérieur du ramequin), et enfourner 30 minutes jusqu'à ce que l'intérieur soit cuit (vérifier la cuisson en piquant l'intérieur avec un pique à brochette : il doit ressortir sec).
5. Sortir le ramequin du bain-marie et servir aussitôt.

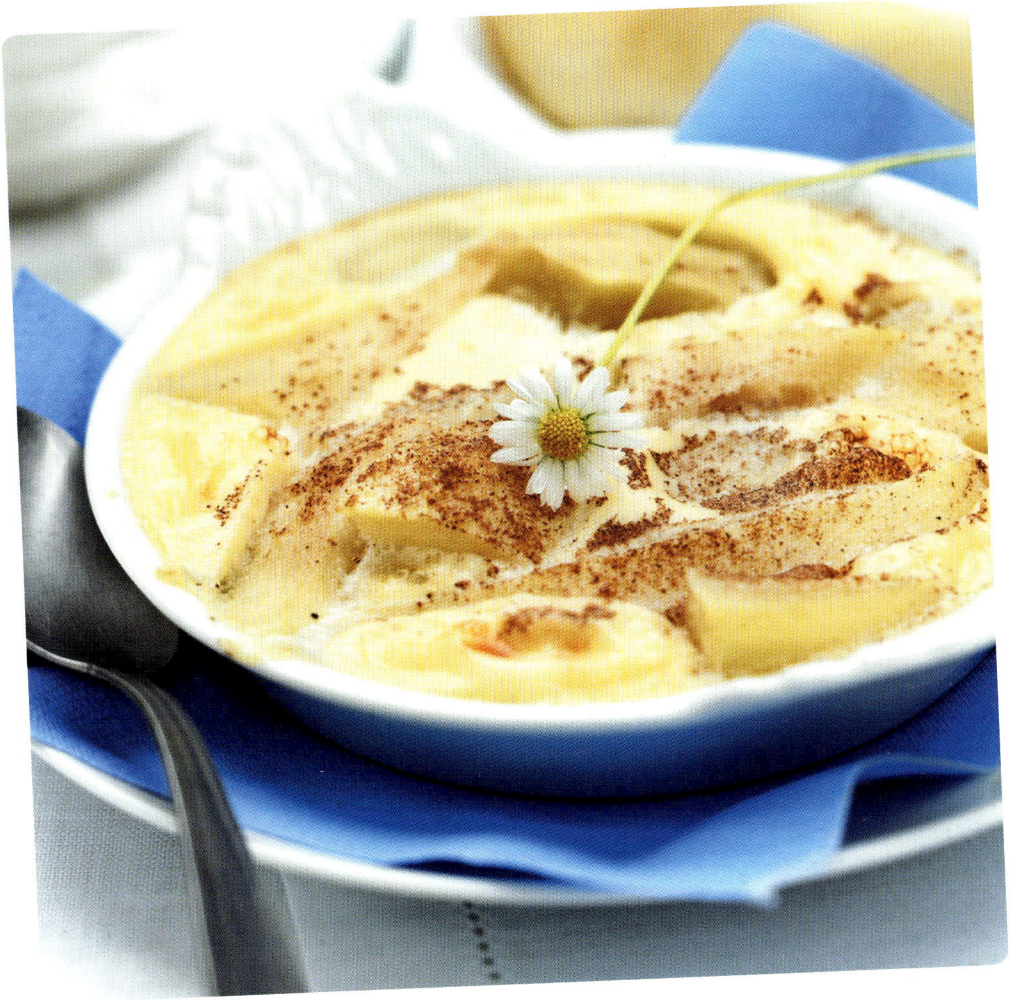

Les sauces allégées des menus

Marinade

POUR 1 PERSONNE
- **1 gousse d'ail**
- **1 morceau de 1 cm de gingembre frais**
- **1 échalote**
- **2 c. à s. de sauce soja**
- **1 c. à s. de nuoc-mâm (sauce de poisson)**
- **2 c. à s. de jus de citron**
- **Poivre**

1. Écraser l'ail et le gingembre.
2. Peler et émincer finement l'échalote.
3. Dans un saladier, mélanger la sauce soja, le nuoc-mâm, le jus de citron, l'échalote, le gingembre et l'ail écrasé. Poivrer.
4. Incorporer la viande en morceaux (poulet, dinde, bœuf, porc...) et laisser mariner au réfrigérateur minimum 1 h ou toute une nuit, pour plus de saveur.
5. Faire revenir les morceaux de viande égouttés et compléter par la suite avec la marinade.

Cette recette de marinade s'allie harmonieusement avec toutes vos viandes pour leur donner une toute nouvelle saveur. À découvrir et à déguster sans culpabilité !

Sauce crudités diététique

POUR 1 PERSONNE
- **Un fromage blanc 0 % ou un yaourt nature 0 %**
- **Jus de citron ou vinaigre**
- **Sel et poivre**
- **Fines herbes (ciboulette, persil...)**

1. Mélanger les ingrédients.
2. Assaisonner avec du jus de citron ou du vinaigre, du sel et du poivre et avec des fines herbes.

Vinaigrette allégée

POUR 1 PERSONNE
- **1 c. à s. d'huile**
- **1 c. à c. de moutarde**
- **1 c. à s. d'eau**
- **1 c. à s. de vinaigre ou de jus de citron**
- **Sel, poivre**

1. Mélanger tous les ingrédients. Assaisonner de sel et de poivre.
2. Cette base pourra se conserver plusieurs jours au réfrigérateur.
3. Ajouter de nombreux ingrédients mixés pour l'émulsionner : comme des tomates mixées (ou jus de carottes ou autres jus de légumes et fruits), des herbes + (éventuellement) 1 yaourt ou du fromage blanc.

Béchamel allégée

POUR 1 PERSONNE
- **8 g de Maïzena**
- **100 ml de lait écrémé**
- **Sel, poivre, noix muscade râpée**

1. Dans un récipient, délayer la Maïzena avec un peu de lait froid.
2. Porter à ébullition le reste du lait.
3. Verser ce lait chauffé dans le récipient contenant la Maïzena, bien mélanger puis reporter sur le feu jusqu'à épaississement, sans cesser de remuer.
4. Assaisonner de sel, poivre et noix muscade.

Voici une recette diététique de la béchamel classique. Ainsi, vous pouvez cuisiner des plats avec cette fameuse sauce, mais sans culpabiliser !

Comment faire cuire les œufs proposés dans les menus ?

Œufs cocotte

POUR 1 PERSONNE

1 tranche de bacon
• 2 cuillerées à café de crème fraîche épaisse allégée
• Ciboulette
• Sel, poivre, noix muscade râpée
• 2 œufs extra-frais calibre moyen

1. Préchauffer le four à 180 °C (th. 6).
2. Émincer le bacon en petits dés. Mélanger la crème fraîche, le bacon, la ciboulette et assaisonner.
3. Prendre 2 petits ramequins individuels. Répartir l'appareil à base de bacon et de crème fraîche dans chaque ramequin, puis disposer par-dessus l'œuf cassé délicatement.
4. Enfourner pendant 8 à 10 minutes.
5. Servir immédiatement, accompagnés de mouillettes (pain grillé coupé en bâtonnets) si vous avez choisi la formule Confort (1 400 kcal).

Œufs pochés

POUR 1 PERSONNE

• 10 ml de vinaigre blanc
• 3 œufs
• Sel, poivre

N.B. : RÉALISER UN ŒUF POCHÉ APRÈS L'AUTRE

1. Dans une casserole assez large (type sauteuse), verser environ 1/2 l d'eau additionnée du vinaigre blanc et porter jusqu'à un léger frémissement.
2. Casser l'œuf dans une louche (type louche à soupe), le déposer avec précaution dans l'eau frémissante, enrober le jaune avec le blanc à l'aide d'une écumoire. Cuire environ 3 à 4 minutes.
3. Retirer l'œuf à l'aide de l'écumoire, et le rafraîchir à l'eau fraîche afin d'ôter la saveur vinaigrée.
4. Assaisonner et servir sans attendre. Bon appétit !

Voici une recette classique qui va vous changer de l'œuf à la coque ou sur le plat.

Mon carnet pratique

Table des calories

Poissons, fruits de mer (Portions sans déchets)	kcal
10 g d'anchois	16
150 g de bar, sole, brochet, cabillaud, poisson blanc	130
100 g de bulots, bigorneaux	110
150 g de carpe	172
100 g de coques	50
12 coquillages	75
100 g de crabe	130
100 g de crevettes roses ou écrevisses (environ 8 de taille moyenne)	70
150 g de flétan	170
5 gambas	98
1 filet de hareng fumé (60 g)	126
½ homard (100 g)	80
12 huîtres (moyennes)	68
50 g de maquereau au vin blanc	104
50 g de morue salée	70
1 assiette de moules (200 g)	100
150 g de mulet	214
100 g de noix de Saint-Jacques	75
150 g de raie, rouget, roussette	150
4 petites sardines fraîches (100 g)	120
2 sardines à l'huile (50 g)	105
80 g de saumon fumé (2 tranches)	180
100 g de saumon frais	202
100 g de thon frais	150
50 g de thon naturel en conserve	60
50 g de thon à l'huile	90

Produits laitiers, œufs	kcal
5 g de beurre (1 c. à c.)	40
Crème fraîche (1 c. à s.)	60
100 g de fromage blanc 0 %	44
100 g de fromage 0 % fruité sans sucre	80
100 g de fromage blanc 40 %	120
30 g de fromage maigre à 25 %	60
30 g de fromage à 45 %	85
30 g de fromage supérieur à 45 %	120
2 dl de lait écrémé à 0 %	70
2 dl de lait demi-écrémé	100
2 dl de lait entier	130
5 g de margarine	40
1 œuf	75
2 œufs au plat ou omelette (avec 10 g de graisse)	250

Viande, charcuterie, volaille (Une portion)	kcal
1 andouillette (150 g)	350
4 tranches d'andouille (50 g)	115
125 g de bavette	200
100 g de bœuf bouilli	138
100 g de boudin noir	300
100 g de boudin blanc	250
100 g de canard	180
100 g de cervelle	160
50 g de cervelas	150
50 g de chair à saucisse	162
125 g de dinde	190
125 g d'entrecôte	250
125 g de faux-filet	190
125 g de filet ou bifteck	170
125 g de foie	230
75 g de foie gras	190
100 g de gigot d'agneau	172
100 g de jambon (2 tranches)	120
100 g de langue	250
125 g de lapin	170
50 g de lard maigre	123
125 g de mouton	280
125 g d'oie	340
50 g de pâté	175
125 g de porc maigre	198
100 g de poulet (1 blanc)	125
125 g de ris de veau	170
125 g de rognons	116
50 g de salami	190
50 g de saucisse (1)	145
2 saucisses de Francfort	180
125 g de steak haché à 5 % de MG	130
125 g de rumsteck	145
125 g de veau à braiser	190
125 g de veau à griller	115

Table des calories

Légumes, céréales, féculents (Poids cuit = 150 g = 6 cuillerées à soupe)	kcal
150 g de concombres, tomates	20
150 g de légumes de régime : aubergines, blettes, brocolis, choux, choux rouges, choux verts, choux-fleurs, choucroute, cardons, épinards, céleri, haricots verts, céleri-rave, fenouil, champignons, cèpes, laitue, salade, radis, poivrons, poireaux, potiron…	45
150 g de betteraves, carottes, artichauts, salsifis, choux de Bruxelles	60
100 g de maïs, petits pois	120
100 g de pâtes, riz, semoule (cuits)	100
100 g de pommes de terre cuites à l'eau	80
100 g de frites (40)	367
1 petit paquet de chips (45 g)	259
20 g de corn flakes (2 cuillerées à soupe)	80
150 g de raviolis	150
100 g de tofu (100 g)	120

1 fruit moyen (Ou une portion)	kcal
3 petits abricots ou 2 gros	50
Ananas frais (2 tranches)	75
Ananas en conserve (2 tranches)	64
½ avocat	140
1 banane	150
10 cacahuètes	60
150 g de cerises (15)	67
10 châtaignes	150
1 citron	20
3 clémentines	75
100 g de dattes fraîches	118
200 g de fraises	70
200 g de framboises	76
100 g de fruits en conserve	65
15 g de fruits secs (noisettes, amandes)	100
1 goyave	70
1 kiwi (80 g)	40
100 g de litchis frais	60
100 g de litchis en conserve	70
½ melon	50
150 g de mûres ou myrtilles	75
1 orange	70
1 pêche	60
1 poire	70
1 pomme	70
3 prunes	70
50 g de pruneaux secs	80
100 g de raisin	75

Potages, entrées chaudes (1 portion = 1 assiette creuse)	kcal
Bouillon	40
Consommé	40
1 friand	350
Lentilles, petits pois, pâtes	200
1 quiche (100 g)	240
1 pizza (100 g)	230
1 soufflé au fromage	250
Soupe industrielle	80
Soupe aux féculents	120

Desserts, entremets	kcal
1 biscuit fourré (40 g)	160
3 biscuits secs	100
1 bonbon	30
2 boules de glace	170
2 boules de sorbet	90
Cacao en poudre (1 c. à c.)	25
15 g de chocolat (1 plaque)	90
Confiture ou miel (1 c. à s.)	70
Crème au chocolat (100 g)	130
1 croissant	180
1 flan pâtissier (140 g)	150
1 pain au chocolat (50 g)	240
Pâtisserie à la crème (100 g)	250
Salade de fruits (1 part)	100
1 sucre	20
Tarte aux fruits (100 g)	220

Boissons (Une portion normale)	kcal
2 dl de bière (1 petite bouteille)	100
Champagne (1 coupe)	100
Coca-Cola (1 de 150 ml)	70
0,4 dl de cocktail	150
0,2 dl de cognac ou autres	70
Eau, thé, café	0
0,2 dl d'eau-de-vie	50
Infusion, décoction	0
Jus de fruits (1 verre)	60
Jus de raisin (1 verre)	80
Jus de tomate (1 verre)	27
0,5 dl de porto, madère, vin cuit	60
Sirop (1 c. à s.)	50
Vin rouge (1 verre)	90
Vin blanc (1 verre)	100
0,4 dl de whisky, vodka, gin...	95

Sauces (1 c. à s.)	kcal
Aïoli	90
Béarnaise	75
Beurre	70
Bourguignonne	30
Hollandaise	50
Ketchup	15
Mayonnaise	80
Moutarde	10
Jus de rôti	60
Tomate	10
Vinaigrette	70
Yaourt 0 %	10

Pains	kcal
40 g de pain (1/6 de baguette)	100
40 g de pain complet ou de seigle	110
20 g de pain de mie (1 tranche)	60
1 biscotte (grande)	60
1 biscotte (petite)	35

Table des équivalences

Je n'aime pas la viande ou le poisson ou les crustacés

Vous pouvez consommer les produits suivants en équivalence (remplacer l'un par l'autre en fonction de vos goûts) :

- **125 g de viande maigre toujours dégraissée** (cheval, bœuf, veau, gigot maigre, rôti de porc maigre, viande hachée à 5 % de MG) et **de gibier** (canard, pigeon, caille, pintade, faisan, chevreuil, sanglier, biche, autruche, kangourou, lièvre...).

- **150 g de volaille à consommer sans la peau** (blanc ou aiguillettes de dinde, rôti de dinde, blanc ou aiguillettes de poulet, cuisse de poulet) **lapin ou cuisses de grenouilles.**

- **150 à 175 g de poisson maigre sans déchets** (merlan, colin, lingue, flétan, saint-pierre, haddock/églefin, carrelet/plie, limande/sole, congre, lieu noir/lieu jaune, dorade/sébaste/rascasse, cabillaud/morue, bar/loup, rouget-barbet, turbot, espadon, mulet, baudroie/lotte, brochet, perche, éperlan, raie...) ou **125 g de poisson gras** (thon, saumon, truite, hareng, anchois marinées, anguille, roussette, maquereau et sardine) ou **100 g de poisson fumé.**

- **160 g (sans les déchets) de crustacés ou coquillages** (crevettes, langoustines, crabe, langouste, homard, 12 huîtres, seiche, coquilles Saint-Jacques, moules, calmars, poulpe...).

- **90 g (sans les déchets) ou 200 g (avec les déchets) de côtes d'agneau premières découennées dégraissées,** ou **de côtes de porc maigres,** ou **de côtes de veau maigres.**

- **120 g de tofu nature.**

- **130 g de jambon blanc cuit supérieur découenné dégraissé** (soit 2 à 3 tranches) ou **100 g de jambon sec dégraissé** ou **120 g de filets de bacon** ou **75 g de viande des Grisons** ou **de bresaola.**

- **8 bâtonnets de surimi.**

- **2 yaourts nature 0 %** et **1 œuf.**

- **2 œufs.**

- **50 g de fromage à moins de 50 % MG sur extrait sec** ou **25 % MG sur produit fini.**

Vous pouvez remplacer votre part de viande/poisson/2 œufs du repas par les abats suivants cuisinés sans matières grasses :

- 140 g de tripes
- 120 g de ris de veau
- 110 g de cervelle d'agneau
- 90 g de foie de veau
- 90 g de cœur de bœuf
- 90 g de foie d'agneau
- 90 g de rognons de bœuf ou de veau
- 80 g de tête de veau
- 75 g de queue de bœuf
- 60 g de langue de bœuf

Je souhaite remplacer un légume par un autre

Vous pouvez consommer les légumes suivants, crus et/ou cuits entiers ou sous forme de purée nature maison à volonté : artichauts entiers, asperges, aubergines, blettes, brocolis, cardons, carottes, céleris raves, choux blancs, champignons, choux verts, choux-fleurs, choux rouges, choucroute cuite, concombres, céleri branches, toutes les variétés de courges (potiron, butternut, potimarron, citrouille...), courgettes, endives, épinards, fenouils, haricots verts, haricots beurre, navets, oignons, oseille, pissenlits, poireaux, pois gourmand, poivrons, pousses de bambou, pousses de soja, salades, cresson, radis, tomates, choux de Bruxelles...

Pour vos entrées, se contenter de :
- 140 g de fonds d'artichauts
- 140 g de cœurs de palmier
- 100 g de betteraves
- 100 g de topinambours
- 1/2 avocat

En garniture de votre plat principal, se contenter de :
- 280 g de fonds d'artichauts
- 270 g de salsifis
- 200 g de topinambours
- 140 g de petits pois
- 140 g de panais

Pour les légumes exotiques : vous pouvez consommer 200 à 300 g de gombos, christophines (ou chouchou), bélanger, chou-coco, ti-concombre, ti-jacques, brède songe, brède mafane, pipangaille, margose, lalo, moroungue, palmiste... **et seulement** 150 à 200 g de giraumon et mangue verte.

Vous pouvez également remplacer une portion de légumes par un bol de potage aux légumes sans féculents ni matières grasses.

Je souhaite remplacer un féculent par un autre

Vous pouvez remplacer 30 g de poids sec (soit 100 g poids cuits ou 4 cuillerées à soupe rases) des féculents suivants : pâtes, vermicelles, nouilles chinoises, semoule, blé, boulgour, riz, polenta, tapioca (semoule de manioc), quinoa, sarrasin, légumes secs (lentilles - vertes et corail, haricots secs - blancs et rouges, borlotis, flageolets, pois chiches, fèves, pois cassés, haricots azukis...) **par :**

- 160 g de patate douce, igname, songe **ou** fruit à pain
- 2 pommes de terre de la taille d'un œuf **ou** 1 grosse pomme de terre (125 g) **ou** 100 g de purée
- 90 g de maïs en grains
- 75 g de banane plantain **ou** manioc
- 50 g de châtaignes grillées
- 40 g de pain (soit 1/6e de baguette ou 3 petites tranches de pain) **ou** de pain azyme
- 3 biscottes (30 g) **ou** 4 Cracottes **ou** 3 petits pains suédois
- 30 g de pétales de céréales nature **ou** de flocons d'avoine **ou** de müesli floconneux
- 30 g de farine ou de fécule de maïs ou de pommes de terre

Table des équivalences

Je souhaite varier les laitages

Vous pouvez remplacer 1 yaourt nature à 0 % par :

- 1 yaourt aux fruits ou aromatisé à 0 % et sans sucres ajoutés
- 2 yaourts à boire de 100 g à 0 % et sans sucres ajoutés
- 100 g de fromage blanc à 0 % de MG
- 2 petits-suisses à 0 % de MG (120 g)
- 100 g de faisselle à 0 % de MG
- 150 ml de lait écrémé
- 150 ml de lait ribot maigre
- 15 g de poudre de lait écrémé (3 cuillerées à café)

Je souhaite remplacer le fromage

Vous pouvez remplacer 30 g de fromage à moins de 50 % MG sur extrait sec - 25 % MG sur produit fini - (soit une portion individuelle du commerce) par :

- 1 yaourt nature entier sans sucre
- 2 yaourts nature 0 %
- 200 ml de lait demi-écrémé
- 150 g de fromage blanc à 20 % de MG
- 1 tranche de jambon blanc découenné et dégraissé (50 g)
- 1 œuf
- 40 g de fromage de chèvre frais
- 20 g de fromage à plus de 50 % de MG sur extrait sec
- 10 g de beurre

Je souhaite remplacer le beurre

Vous pouvez remplacer 10 g de beurre classique (1 portion hôtelière ou 1 cuillerée à café rase) par :

- 10 g de margarine à 82 % de MG ou 20 g de margarine allégée à 41 % de MG.
- 1 cuillerée à soupe d'huile (10 g).
- 1 cuillerée à soupe de crème fraîche à 30 % de MG (30 g) ou 2 cuillerées à soupe de crème fraîche à 15 % de MG (60 g)
- 1 cuillerée à café de mayonnaise (10 g)

Je souhaite varier ma consommation de fruits

Vous pouvez consommer 150 g (fruit de taille moyenne) des fruits suivants : 1 pomme, 1 poire, 1 orange, 1 pêche, 1 nectarine, 2 mandarines, 3 clémentines, 2 kiwis, 3 abricots, 3 prunes, 1/2 mangue, 2 citrons.

Vous avez le droit à 500 g de rhubarbe crue, 280 g de coing, 265 g de pamplemousse (1/2), 250 g de pastèque (1 belle tranche), 250 g de melon, 250 g de fraises, 200 g de mûres, 200 g de framboises, 200 g de groseilles, 150 g de myrtilles, 150 g de cassis, 150 g d'ananas (2 tranches et demie).

Mais attention, seulement 140 g de figues fraîches (2 à 3), 120 g de cerises (environ 15), 90 g de banane (1 mini-banane ou 1/2 banane classique), 70 g de raisin blanc ou 65 g de raisin noir (1 petite grappe).

Pour les fruits exotiques, vous pouvez consommer :

- **200 g de carambole**
- **170 g de figue de barbarie**
- **150 g des fruits suivants :** papaye, barbadine, cerises des Antilles, goyave, kaki, pomme-surette, pomme-rosée, prune de cythère, corossol, un petit cœur de bœuf, 2 evis, 8 goyaviers, 12 longanis, un petit pitahaya, 2 jambrosades, 2 tomates arbustes, 2 mangoustans, 2 vavangues.
- **6 litchis (130 g)**
- **120 g de kumquat**
- **1 grenade (80 g)**
- **75 g de pomme-cannelle, ramboutan, fruit de la passion**
- **50 g de banane plantain**
- **25 g noix de coco** (40 ml de lait de coco)
- **150 ml de pur jus de fruit sans sucres ajoutés** (1 petit verre)
- **100 g de compote sans sucres ajoutés** (1 pot)
- **30 g de fruits secs** (pruneaux, abricots, figues, dattes, raisins secs)

Je souhaite me faire plaisir de temps en temps

Je peux remplacer occasionnellement :

- 1 cuillerée à soupe d'huile par 30 g de charcuterie
- 1 cuillerée à soupe d'huile + 40 g de pain par 1 croissant ou 1 brioche
- 30 g de pain + 1 cuillerée à soupe d'huile + 1 fruit par 1 part de gâteau maison
- 25 g de fromage + 1 fruit par 1 entremet ou 2 boules de crème glacée
- 1 fruit par 2 boules de sorbet
- 1 fruit par 30 g de fruits secs
- 1 fruit par 2 carrés de chocolat (15 g)

Je souhaite prendre un apéritif de temps en temps

Échangez occasionnellement 40 g de pain ou 150 g de fruits ou 1 cuillerée à soupe d'huile contre :

- 200 ml de cidre (2 bolées)
- 200 ml de bière (1 verre)
- 100 ml de vin rouge à 12° (1 petit verre)
- 75 ml de champagne (1 flûte)
- 70 ml de porto ou autre vin cuit

Index des recettes

Remerciements

L'auteur tient à remercier tout particulièrement Savoirmaigrir.tv qui l'ont beaucoup aidé.

Achevé d'imprimer en France
en février 2012 par Pollina 85400 Luçon - L59918